Klaus Schäfer

Ein Stern, der nicht leuchten konnte.

Das Buch für Eltern, deren Kind während der Schwangerschaft starb

2. erweiterte Auflage

Klaus Schäfer

Karlsruhe 2008

Herstellung und Verlag: Books on Demand GmbH, Norderstedt

ISBN 978-3-8370-4537-6

Die gute Hoffnung, wenn eine Frau ein Kind erwartet, endet manchmal plötzlich und völlig unerwartet. Fehlgeburten, Totgeburten oder auch Aborte stürzen Mutter, Vater und die ganze Familie in jähes Entsetzen, in Not und Verzweiflung. Was aber braucht eine Mutter, was hilft den Betroffenen in diesen leidvollen, schwierigen Stunden? Die Umstehenden sind oft gar nicht in der Lage, das Leid der Betroffenen zu verstehen und zu ermessen, ihm Raum zu geben und der Trauer Verständnis entgegen zu bringen. So wenden die Reaktionen aus der Umwelt, die Verständnislosigkeit und Unbeholfenheit zu einer zusätzlichen Belastung. In diesem Ratgeber für Betroffene und deren Angehörige schreibt ein Klinikseelsorger aufgrund langjähriger Erfahrung, worauf es ankommt. Er wendet sich in erster Linie an die Betroffenen selbst, um ihnen über die schweren, schicksalhaften Stunden hinwegzuhelfen und neue, tragfähige Lebensperspektiven zu finden.

Er bringt den betroffenen Müttern zunächst einmal tiefes Verständnis entgegen;er hilft, dass sie durch ihre Trauer hindurchkommen, nicht an ihr zerbrechen, sondern irgendwann zu neuer Hoffnung und Lebensmut finden.

Der Autor

Klaus Schäfer , Jahrgang 1958, abgeschlossene Berufsausbildung (Elektromechaniker) , Theologe und Ordensgeistlicher (Pallottiner) , seit 1999 Klinikseelsorger in Karlsruhe mit Schwerpunkt im Bereich von Fehl- und Totgeburten.

1 Inhaltsverzeichnis

Dank

Mein erster Dank gilt den über 500 Frauen aus ganz Deutschland, die bei den von mir durchgeführten Umfragen zu Stillgeburt mitgemacht haben. Sie haben sich den mitunter sehr persönlichen Fragen ausgesetzt, die schmerzliche Erinnerungen wachgerufen haben. Einige von ihnen mussten nach dem Lesen der Fragen erst Tränen vergießen, bevor sie an die Beantwortung der Fragen gingen. Ohne diesen Frauen und deren Bereitschaft zur Mitarbeit hätte dieses Buch in dieser Art nicht zustande kommen können.

Dank gilt es auch zu sagen den Leiterinnen der Karlsruher Selbsthilfegruppe „Wenn Geburt und Tod zusammenkommen", angeschlossen an die „Initiative-Regenbogen e. V.". Sie sahen sich die Fragebögen an und gaben mir wertvolle Rückmeldungen..

Zu danken habe ich auch den Hebammen und Ärzten in den St.-Vincentius-Kliniken in Karlsruhe. Sie standen mir immer wieder für meine Fragen zur Verfügung, gaben wichtige Anregungen und praktische Tipps.

Einführung

„Sternenkinder", so werden Kinder genannt, die sehr früh sterben. Sie überleben ihre Geburt nur um Wochen, Tage oder Stunden. Viele sterben schon im Mutterleib. Bei ihnen war es den Eltern nicht gegönnt, auch nur einen Schrei von ihrem Kind zu hören. Sie konnten kein Lachen ihres Kindes sehen. Sie hatten von ihrem Kind Abschied zu nehmen, noch bevor es geboren wurde.

Eltern von Sternenkindern machen in den Stunden, Tagen, Wochen und Jahren nach dieser erschütternden Nachricht des Todes ihres Kindes Schweres mit. Für sie bricht eine Welt zusammen. Es ist nicht nur die zerstörte Freude auf ihr erwartetes Kind. Es bricht auch eine Glaubenswelt zusammen. Alle bisherige Sicherheit ist wie weggewischt. Nichts scheint mehr sicher zu sein. Betroffene fühlen sich wie in einem freien Fall, der nicht endet, wie in einem schlechten Traum, aus dem man nur aufwachen müsste, wie in einem Horrorfilm, in dem man gleichzeitig die Hauptrolle spielt und Zuschauer ist.

Der Tod kommt normalerweise doch erst Jahrzehnte nach der Geburt, kommt im hohen Alter, mit Krankheit und Siechtum. Diese Welt wurde auf den Kopf gestellt. Der Tod kam bei ihnen kurz nach der Geburt oder gar bereits vor der Geburt. Sie haben von ihrem Kind Abschied zu nehmen, noch bevor sie es kennen gelernt haben. Wenn solche Lebensbilder erschüttert werden, was ist dann im Leben noch sicher? So fragen sich viele Betroffene.

Wenngleich dieses Buch hauptsächlich auf Eltern von stillgeborenen Kindern eingeht, so trifft Vieles auch für Eltern zu, deren Kind kurz nach der Geburt verstorben ist. Ihre Trauer ist nicht geringer. Auch für sie soll dieses Buch ein guter Begleiter und wertvoller Ratgeber durch die schwersten Stunden ihres Lebens sein.

„Stillgeboren" werden alle die Kinder genannt, die tot geboren werden, im Unterschied zu den Kindern, die nach der Geburt versterben. Dabei sind „stillgeboren" sowohl die Kinder, die mehr als 500 Gramm wiegen, wobei dann rechtlich eine Totgeburt vorliegt, als auch die Kinder, die weniger als 500 Gramm wiegen, was dann unter den Begriff der Fehlgeburt gefasst wird.

Gesicherte Zahlen über die Anzahl der während der Schwangerschaft verstorbenen Kinder gibt es für Deutschland kaum. Es werden nur die totgeborenen Kinder erfasst. 1995 betrugen sie 3.405 und im Jahr 2001 noch 2.881. Fehlgeborene Kinder werden statistisch nicht erfasst. Zahlen aus Geburtskliniken zeigen jedoch auf, dass das Verhältnis der in Kliniken vorgenommenen Ausschabungen um den Faktor 10 bis 15 größer ist als die Zahl der in den Kliniken stillgeborenen Kindern, d. h. den tot- und fehlgeborenen Kindern zusammen. Damit sterben auf natürliche Weise in Deutschland jährlich 30.000 bis 40.000 Kinder während der Schwangerschaft. Das sind Größenordnungen von Städten wie z. B. Altenburg, Andernach, Ansbach und Aurich.

Aus medizinischen Daten weiß man jedoch, dass jeder zweite oder dritte Embryo in den ersten 12 Schwangerschaftswochen (SSW) auf natürliche Weise abstirbt. Auch wenn die Ursache bei jedem Kind nicht eindeutig bewiesen werden kann, wird davon ausgegangen, dass der genetische Schaden so groß ist, dass das Kind gar nicht lebensfähig wäre. Somit stirbt in Deutschland jährlich über 200.000 Frauen ihr Kind während der ersten 12 Wochen der Schwangerschaft.

2 Ein Traum zerplatzt

2.1 Hebamme Claudia berichtet

Eine meiner Bekannten aus der Kindheit war schwanger und rief mich an, um bei mir mit ihrem Mann einen Geburtsvorbereitungskurs zu belegen. Es sollte das erste Kind sein! Studium, Alter, Vermögen, alles schien für ein Kind der perfekte Rahmen zu sein. Sie heirateten noch, bevor May geboren wurde, damit alles seine allgemeine Richtigkeit hatte. Der Kurs gefiel beiden, die Teilnehmer kamen gut miteinander zurecht.

Wir redeten viel miteinander, da sie und ich uns von früher her kannten. So entstand eine gute Basis, die Geburt zusammen erleben zu wollen. Sie sprachen irgendwann mit mir, ob ich vielleicht die Geburt ihrer Tochter betreuen wolle, sie ins Krankenhaus begleite und sie entbinde. Da ich ja auch die Nachsorge machen wolle, würde es eine runde Sache sein . . . dachten alle. Ich willigte ein.

Der Geburtstermin rückte näher, doch die Wehen kamen nicht. Die Besuche bei der Frauenärztin verliefen immer ganz unproblematisch. Auch der Vorstellungstermin in der Klinik blieb ohne Besonderheiten. Alles war ganz unauffällig, bis auf den Tag der Geburt.

Am 14. Tag, nachdem jeden zweiten Tag die Herztöne gehört wurden und alles in bester Ordnung war, begannen am Vormittag die Wehen. Endlich schien es loszugehen und sie beschlossen in die Klinik zu fahren, den aktuellen Stand zu erfahren, um mich dann anzurufen, wie es aussieht. Am frühen Nachmittag, ich saß auf der Terrasse, erhielt ich dann den Anruf von meiner Kollegin, dass „meine“ Frau in der Klinik sei. Die Stimme klang dunkel und verhalten, sie sagte: „Frau Adam ist hier.“ „Ach toll, dann geht es also los?“, sagte ich. „Ja“ kam ganz sachte zurück. . „Aber ihr Kind ist tot!“

Ich dachte im ersten Moment, ich hätte nicht gehört, was ich gehört hatte, doch es war so. Ich verabschiedete mich von meiner Familie und machte mich auf in den Kreißsaal. Tausend Gedanken und Gefühle kamen in mir hoch. Schock, Unruhe, die Warumfrage, was jetzt, wie geh ’ich damit um? Die Autofahrt habe ich nur so halb mitbekommen. Sie saßen beide im Kreißsaal auf einem Stuhl. Der Oberarzt bestätigte die bittere Tatsache mit dem Ultraschall. Keine Tränen, keine Stimmen die sprachen, nur die des Oberarztes. Ich ging auf sie zu und umarmte sie still und lange, danach ihn. Ich setzte mich still daneben und alle Fragen, die ich sonst immer stellte, hatten hier keinen Platz.

Wie wird es jetzt weitergehen? Wie werden sie sich entscheiden?

Zwischen allen Möglichkeiten der Entbindung war der Schock, das Kind auf normalem Weg gebären zu müssen, wohl der unglaublichste. Nachdem der Oberarzt gegangen war und sie beide Bedenkzeit bekamen, richteten sie die Fragen auch an mich. Warum muss ich mein Kind so gebären, warum tut man mir noch mehr Leid an?

Sie entschieden sich, nicht mehr länger zu warten, sondern einer Einleitung zuzustimmen. Der Raum war still, die Atmosphäre von unsagbarer Traurigkeit erfüllt. Jeder war mit seinen Gedanken beschäftigt und mit der Frage, was wohl noch alles kommen wird. Wie wird die Geburt verlaufen? Warum ist das passiert? Für was muss ich diese Wehenschmerzen ertragen?

Als die Einleitung Wirkung zeigte und der Muttermund sich langsam öffnete, bekam Frau Adam eine Regionalanästhesie (PDA) , um wenigstens keine körperlichen Schmerzen zu haben. Die Geburt ging echt zügig voran. Als der Muttermund ganz offen und May sichtbar war, kam der Moment, der mir sagen sollte, was der Grund ihres Todes war. Wie immer half ich dem Kind mit den gelernten und geübten Handgriffen auf die Welt. Doch alles war so anders, keine Mithilfe von ihr, auf die Welt zu wollen, kein Schrei, nicht mal einen kleinen Ton, kein Atemzug, keine rosa Farbe. Sie lag einfach nur da, zwischen den Beinen ihrer Mutter, frisch geboren, warm und süß und doch tot! Meine Hände konnten sie nicht einfach ein bisschen streicheln, damit sie atmet und rosig wird, meine Stimme begrüßte sie nicht wie sonst, mit einem herzlichen Willkommen, mein Gesicht und meine Augen strahlten nicht über dieses Wunder und die Freude. Alles war still, totenstill. Ich durchtrennte die Nabelschnur und wickelte sie in die Tücher, in die ich vor ihr schon viele Babys gewickelt hatte, ohne ihr das Gesicht zu bedecken, so als müsse sie atmen. Auf meinem Arm trug ich sie zum Wickeltisch und legte sie vorsichtig ab. Ihr kleiner Körper war ganz schlaff und weiß, doch immer noch wohlig warm von Mamas Bauch. Nichts war zu sehen, was den Tod auf den ersten Blick hätte rechtfertigen können. Alles war dran und schien gesund zu sein. Sie war süß mit ihren kleinen Fingerchen und Zehen, der kleinen Stupsnase und den vielen hellen Haaren. Kräftig war sie und ich konnte einfach nicht glauben, dass sie nicht atmen würde, dass sie mich nicht gleich mit ihren großen Augen ansehen würde. Starr von der Wirklichkeit richtete sich mein Blick auf das Paar, das nun Eltern geworden war und doch kein Kind mit nach Hause nehmen durfte.

„Willst du sie sehen?", hörte ich mich fragen. „Nein!", sagte sie mit fester Stimme. Er sagte nichts, erst als ihn mein Blick traf meinte er „Vielleicht". „Nein!", sagte sie wieder, „Du brauchst sie auch nicht zu sehen." „Lasst euch Zeit, sie wird hier bei uns sein und ich kann sie euch jeder Zeit bringen oder ihr könnt sie holen." Was sie wohl gedacht hat in diesem Moment? Ob sie dachte, dass ihr Kind ganz schrecklich aussieht, sodass sie es nicht ansehen konnte?

Ich legte May auf die Waage und schrieb alles auf, wie ich es immer tat. Ich maß ihre Länge und ihren Kopfumfang, machte einen Abdruck von beiden Füßchen und Händchen. Viele Fotos und eine Karte sollten alle die Daten beherbergen. Zum Schluss schnitt ich ihr noch ein paar Haare ab und legte sie mit in die Karte. Ich wickelte sie und zog sie an. Danach legte ich sie in ein Weidenkörbchen und deckte sie zu, nur ihr Gesicht ließ ich frei. Viel Informationsmaterial sollte Antwort auf Fragen geben.

Ich brachte Frau Adam in ein anderes Zimmer und beim Rausgehen fragte ich sie nochmals, ob sie May nicht doch sehen wolle. Sie lehnte abermals ab, doch er schien sich nicht mehr so sicher zu sein.

Mein Blick erreichte ihn und ich sagte zu ihm. „Willst du sie sehen? Sie ist so süß mit ihrem hübschen Gesicht, mit ihrer Stupsnase und ihren vielen blonden Haaren. Schau doch die kleinen Hände!" Ich wollte ihnen beiden signalisieren, dass ihre Tochter wie ein „normales" Baby aussah und nicht wie ein Monster.

Er willigte ein und kam auf mich zu. In diesem Moment schien eine Flut der Tränen ihren Anfang gemacht zu haben. Er stand vor mir, schaute auf meinen Arm, in dem May in den Tüchern lag, das Gesicht war friedlich und blass. Er brach unter diesem Anblick fast in sich zusammen. Er weinte lautlos und niemand hätte gewagt ihn dabei zu stören. Sie stand immer noch weit von uns entfernt und wollte nichts mit alldem zu tun haben.

Sie schien, wie auch wir, nicht wahrhaben zu wollen, was passiert war. Auch mir liefen die Tränen übers Gesicht, hatte ich doch vor langer Zeit selbst zwei gesunde Kinder geboren. Ich weiß noch zu genau, wie sich der Moment anfühlte, als ich sie gesehen hatte und sie sich meldeten, hier zu sein. Frau, Mutter, Hebamme, alles vermischte sich und es war einfach nur unsagbar traurig. Worin liegt der Sinn? Wie kann man lernen, mit diesem Verlust zu leben?

Ich legte sie vorsichtig in seine Arme und er nahm sie! Immer wieder versuchte ich, Frau Adam davon zu überzeugen, ihr Kind doch anzusehen, es zu berühren und sich zu verabschieden. Immer wieder erzählte ich von dem süßen Baby, das ganz normal aussah, ohne Missbildungen oder Auffälligkeiten. Sie war in der Zwischenzeit in ihrem Bett und hatte einen versteinerten Blick. Schließlich willigte sie ein. Als sie ihren Mann mit May auf den Armen ins Zimmer kommen sah, begann auch sie heftigst zu weinen.

Zeit . . . Zeit zu trauern, Zeit anzufangen zu begreifen, was passiert war. Ich zog mich zurück, sagte aber, sie könnten mich immer erreichen.

Im Kreißsaal ging währenddessen alles weiter. Hier draußen, vor dem Raum, abseits von diesem Geschehen, schien alles nicht mehr so schwer zu sein. Man hörte Lachen aus dem Zimmer nebenan, ein anderes Baby machte gerade seinen ersten Schrei und verkündete lauthals seine Ankunft. Aus dem Bad kamen die Geräusche einer wehenden Frau. Das Telefon klingelte und die Putzfrau einigte noch den Boden. Und da, ein Paar, das sich mit ihrem Neugeborenen von den Hebammen verabschieden und bedanken wollte.

Nach einer ganzen Weile klopfte ich vorsichtig an die Tür und betrat langsam das Zimmer. Er hatte May auf das Bett neben seine Frau gelegt und sie hatten die Tücher etwas zur Seite gemacht, um sie besser zu sehen. Sie streichelten sie und sie lag ganz nah bei ihrer Mutter. Ein Bild, das ich doch schon so oft gesehen habe, doch mit glücklicheren Gesichtern. Bilder wurden gemacht und sie nahm sie immer wieder hoch und betrachtete sie innig und lange.

„Wie geht 's jetzt weiter?", fragte sie. „Wo kommt sie jetzt hin? Wie lange dürfen wir sie haben? Können wir sie noch mal sehen? Was müssen wir veranlassen? Wann wird sie beerdigt? Kann ich nach Hause? Was ist mit mir? Meinem Wochenfluss, meiner Milch? Ich wollte doch stillen! Was machen wir jetzt mit all den Babysachen zu Hause? Wie sagen wir das den Omas und Opas, unseren Freunden, die sich alle darauf freuten?"

Ich machte mich langsam auf den Weg nach Hause. Leer und zutiefst traurig bin ich nach Hause gefahren. Immer wieder kamen mir die Tränen und ich zweifelte an meiner Arbeit. Was für eine seelische Katastrophe. Alles andere schien gar nicht mehr so wichtig zu sein.

Beim ersten Hausbesuch hatten Frau Adams Brüste Milch produziert, obwohl sie mit Medikamenten abgestillt wurde. Alles war, wie bei allen anderen Frauen auch, nur die Sprache und die Themen waren gänzlich anders. Ich musste meine üblichen Untersuchungen machen. Doch hier war noch was anderes. Ein leeres Kinderzimmer, kein Weinen des Kindes. Alles stand unberührt im Zimmer und hatte keine Verwendung mehr. Die Babysachen, die liebevoll zusammengelegt waren, die bunt bezogene Wiege, die hellen Gardinen am Fenster, die Bilder mit den lustigen Motiven . . . Alles schien nicht mehr gebraucht und umsonst zu sein.

Stille war überall. Stille und Trauer, Weinen und Unverständnis.

Auch die Untersuchung am Kind ergab nichts, was ihren Tod erklären konnte. So blieb nur noch May zu beerdigen und sie für immer loszulassen.

2.2 Verschiedene Wege zur Schwangerschaft

Es gibt verschiedene Ausgangspunkte, die zur Schwangerschaft führen. Es gibt nicht nur Paare, die sich innig lieben und beschließen, dass sie nun ein gemeinsames Kind wollen. Es gibt auch Paare, die den Kinderwunsch auf einen späteren Zeitpunkt verschieben und bei denen es trotz Verhütung ungewollt zur Schwangerschaft geführt hat. Es gibt auch Frauen, bei denen die Schwangerschaft die Folge einer flüchtigen Begegnung ist. Daneben gibt es auch die Paare, die erhebliche Anstrengungen auf sich nehmen müssen, damit die Frau schwanger wird. Dies geht hin bis zur klinischen Unterstützung und künstlichen Befruchtung.

Paare, die sich zum jetzigen Zeitpunkt ein Kind wünschen, sind (über-) glücklich, wenn der Frauenarzt bestätigt, dass sie schwanger sind. Die anderen Paare haben sich mit der Tatsache der ungewollten Schwangerschaft erst mal auseinanderzusetzen. Nach oft langem Ringen sagen sie schließlich „Ja" zum Kind.

2.3 Gelebter Traum

Paare, die noch keine Kinder haben, informieren sich meist über Schwangerschaft, Geburt und zum Teil auch schon über Säuglingspflege. Der Büchermarkt bietet hierzu ein reichhaltiges Angebot. Auch das Kursangebot ist reichlich. Ab der 28. SSW häufen sich die Angebote.

Eltern machen sich meist Vorstellungen, wie das Kind aussieht, wie es sein wird, wie es sich entwickelt und heranwächst. Sie suchen sich für ihr Kind einen passenden Namen aus. Monatelang wird auf die Geburt hingelebt und hingearbeitet. Voller Spannung wird auf den Zeitpunkt der Geburt und der Zeit danach hingelebt.

Viele Frauen stellen zum Wohle ihres Kindes ihr Leben um.

Zum Teil sind es gravierende Einschnitte. Raucherinnen geben das Rauchen auf. Frauen, die bislang einer gesunden Ernährung wenig Beachtung geschenkt haben, legen nun großen Wert auf einen ausgewogenen Speiseplan. Sie versuchen, Stress abzubauen und für sich und ihr Kind viel Ruhe und Entspannung zu haben.

In den ersten drei Monaten leiden einige Frauen morgens unter Übelkeit, die oft zum Erbrechen führt. Eine jede Schwangere ist froh, wenn diese Phase der Schwangerschaft überwunden ist. Oft stellt sich hernach ein Glücksgefühl in freudiger Erwartung auf das Kind ein.

Für die meisten Schwangeren ist der weitere Verlauf der Schwangerschaft problemlos. Sie gehen regelmäßig zur empfohlenen Vorsorgeuntersuchung. Das Kind wächst und gedeiht. Die Eltern freuen sich auf das Kind.

Es gibt jedoch auch Frauen, die haben ihre liebe Not mit der Schwangerschaft. Vereinzelt stellen sich die Probleme schon in den ersten Wochen der Schwangerschaft ein. Diese Frauen werden fachärztlich behandelt. Oft wird ihnen viel Ruhe und Liegen verordnet. Mitunter müssen Frauen jedoch auch stationär aufgenommen werden, damit die Gesundheit des Kindes und eine gute Entwicklung der Schwangerschaft gewährleistet werden kann.

In der zweiten Hälfte der Schwangerschaft wird meist begonnen, das Kinderzimmer einzurichten. Es wird Babykleidung gekauft und Babyspielzeug, die Kinderwiege und der Kinderwagen. Es wird alles getan, damit sich das Kind nach seiner Geburt wohl fühlt. Es soll die Liebe erfahren und spüren, die ihm die Eltern schenken wollen. Immer größer wird der Kreis derer, die von der Schwangerschaft informiert werden. Alles und alle richten sich nun immer stärker auf die Geburt eines gesunden Kindes aus.

2.4 Wie eine Seifenblase zerplatzt

Wie eine Seifenblase stellen sich die Eltern ihre Zukunft und die ihres Kindes vor. In den schillerndsten Farben malen sie es sich aus. Beschwingt, wie auf Wolke Sieben schwebend, leben sie auf die Geburt des Kindes hin.

Wie eine Seifenblase zerplatzt dieser Traum ganz plötzlich. Zunächst hatte man „nur" Sorge um das Kind. Die Schwangere hatte Blutungen oder Bauchschmerzen. Sie bekam plötzliche Krämpfe oder auch früh einsetzende Wehen.

Ab der 20. SSW verspüren die meisten Frauen die ersten Kindsbewegungen. Wenn diese plötzlich ausbleiben, kommt Sorge auf. Ist das noch normal? Schläft das Kind nur?

Zur Abklärung dieser Fragen suchen die Schwangeren ihren Frauenarzt oder eine Frauenklinik auf. Meist wird zunächst eine Ultraschall-Untersuchung durchgeführt. Der Verdacht erhärtet sich. Der Frauenarzt kann keine Lebenszeichen des Kindes feststellen. Das Schlagen des Herzens des kleinen Kindes, das ab der 6. SSW auf dem Ultraschallbild zu beobachten war, ist nicht mehr vorhanden.

Meist werden Frauen zur Absicherung dieses erschreckenden Befundes in eine Frauenklinik überwiesen. Doch hier wird der Befund bestätigt. Der Traum vom eigenen Kind ist ausgeträumt, ist zerplatzt wie eine Seifenblase.

Die meisten Frauen können es kaum fassen, wollen es gar nicht glauben, dass ihr Kind tot sein soll. Noch immer gibt es die gefühlsbedingte Hoffnung, dass sich der Arzt geirrt hat. Der Tod während der Schwangerschaft, das gibt es doch nicht. Es sterben doch erst die Eltern, dann die Kinder. Dass das Kind vor den Eltern stirbt, stellt die gesamte Lebensordnung auf den Kopf. Das kann es doch gar nicht geben. Der Arzt muss sich getäuscht haben.

Ich dachte so oft, das kann alles nicht wahr sein! Immer das Gefühl, es ist nur ein böser Traum, man wacht gleich auf.

Gefühl des Zerrissenwerdens, schwanken zwischen Hoffnung und Selbstaufgabe.

2.5 Wenn man Hauptdarstellerin wird

Die Nachricht vom Tod des noch im Bauch befindlichen Kindes ist erschütternd. Die in guter Hoffnung lebende Mutter kann es noch gar nicht fassen. Die Gedanken überschlagen sich. Die Gefühle spielen verrückt. Verwaiste Mütter erleben diesen Ausnahmezustand sehr unterschiedlich.

Es ist, als wenn ich mich selbst in einem Film sehe.

Ich stehe neben mir und sehe von Außen zu.

Nichts erscheint wirklich.

Manchmal ist es so, als wenn man von jemand anderem spricht.

Man lebt wie in einem Traum. Ich war wie gelähmt.

Es ist, als wäre man in Watte gehüllt und würde alles nur bedingt wahrnehmen.

Alles wird nur Stück für Stück greifbar und fassbar.

Ich schaue einen Film an, in dem ich allerdings die Hauptdarstellerin bin.

Die Nachricht vom Tod des eigenen Kindes stellt die gesamte bisherige Glaubenswelt auf den Kopf. Menschen können doch nicht vor der Geburt sterben. Sie sterben doch im hohen Alter! Kinder sterben doch nicht vor ihren Eltern!!! So etwas ist doch verrückt! So ist es nicht verwunderlich, dass sich einige verwaiste Mütter in ihrem Gefühlschaos verrückt vorkommen:

Ich habe eine Angstneurose bekommen, die ich immer noch habe. Alles ist seitdem anders, ich fühle mich oft wie in einer Seifenblase, nicht mehr am wirklichen Leben teilnehmend.

Ich hatte das Gefühl, mich nicht mehr im Griff zu haben. Meine Gedanken und Gefühle schienen sich selbständig zu machen. Ich hatte das Gefühl, die Kontrolle über mich zu verlieren.

Ich hatte gerade nach dem Tod immer extreme Angstzustände und das Gefühl, wenn ich jetzt alleine im Haus bleibe, drehe ich ganz durch.

Auch ich dachte oft, auch heute noch, manchmal verrückt zu werden. Ich spreche mit meiner Tochter. Dies stößt auf viel Unverständnis von außen. Auch, dass ich kein weiteres Kind mehr wollte, wurde belächelt. Und auch ich selber hielt mich irgendwann für verrückt oder anders.

Ich war geschockt und gefühllos, hatte das Gefühl, ich gehöre nicht auf diese Welt, bin von einem anderen Stern. Alle gingen ihrem normalen Leben nach und bei mir war alles aus den Fugen geraten. Mir war alles genommen worden und ich fühlte mich wie eine Ertrinkende auf hoher See. Kein Land in Sicht und immer wieder Schiffe, die meinen Weg kreuzten, aber an mir vorbeifuhren.

Oh ja, ich dachte auch wahnsinnig zu werden. Ich dachte: „Ich schaffe das nicht." „Das kann ich nicht überleben."

Ich fühlte mich nicht als Frau. Ich dachte, dass ich nicht fähig bin, ein gesundes lebendes Kind zu bekommen. Ich fragte immer nach dem WARUM.

Ich habe gleich nach dem Tod viele Bücher über das Thema gelesen und mich mit meinen Gefühlen darin wiedergefunden. Ich wusste schnell, dass ich normal empfand.

Wenn Sie dieses Gefühl auch haben sollten, verrückt zu sein bzw. verrückt zu werden, so ist dieser Eindruck schlimm. Das ist gar keine Frage, aber es ist für diese Situation normal. Wenn jedoch nach Wochen dieses Gefühl nicht abklingt oder gar vergangen ist, sollten Sie sich fachliche Hilfe holen.

2.6 Definitionen

Definitionen sind unabdingbar, um sich eindeutig zu verständigen. Die Länge eines Meters wurde 1791 in Paris als der zehnmillionste Teil eines Viertels des Erdmeridians (Erdquadrant) definiert, der durch Paris geht. 1795 wurde in Frankreich der Meter gesetzliche Längeneinheit. 1799 wurde der Urmeter geschaffen und im französischen Nationalarchiv in einem Stahlschrank verschlossen. An diesem Urmeter haben sich seither alle andere Längenmaße zu messen. Alle Menschen verstehen seither das Gleiche darunter

Ähnlich ist es mit den Definitionen für Begriffe unseres Lebens. Sind Begriffe nicht klar definiert oder ihre Definition nicht genau bekannt, kommt es zum „Missbrauch der Begriffe" und/oder zu Missverständnissen. Daher ist das Wissen um die Definition von Begriffen so wichtig. Selbst in Fachkreisen und in Fachliteratur findet sich zuweilen die Verwendung falscher Begriffe. Die Ursache liegt wesentlich darin, dass der Verlust eines Kindes während der Schwangerschaft uns Menschen sprachlos macht und unsere ganze Hilflosigkeit gegenüber diesem Thema aufzeigt. Daher ist es ein großes Tabuthema.

„Totgeburt" und „Fehlgeburt" sind im Personenstandsgesetz (PerStG) definiert. In der Vergangenheit wurde die Grenze zwischen den beiden Begriffen immer wieder neu definiert. So legte das PerStG bis 1979 für eine „Totgeburt" fest, dass das tot geborene Kind eine Körperlänge von mindestens 35 cm aufweisen musste. War das Kind kleiner, galt es als „Fehlgeburt". 1979 wurde die Grenze von der Körperlänge zum Geburtsgewicht gewechselt. So war es ab 1979 notwendig, dass das Kind mindestens 1.000 Gramm wog, damit es als Totgeburt gelten konnte. Diese Grenze wurde am 1.4.1994 auf 500 Gramm heruntergesetzt.

Für viele Menschen erscheint die Festlegung dieser Grenzen willkürlich. Sie wurden jedoch entsprechend dem Stand der Medizin angepasst. So erschien es der Medizin 1979 für unmöglich, lebenden Kindern mit einem Geburtsgewicht von weniger als 1.000 Gramm ein Überleben zu ermöglichen. 1994, bei der Überarbeitung des PerStG, lag die Überlebensgrenze der Medizin für lebend geborene Kinder bei 500 Gramm. Inzwischen gibt es Beispiele, in denen Kinder mit weniger als 500 Gramm Geburtsgewicht überleben. Ob bei der nächsten Überarbeitung des PerStG diese Grenze wieder neu definiert wird, bleibt abzuwarten.

Daneben gibt es Begriffe, die im Rechtswesen und der Medizin benutzt werden. „Leibesfrucht" oder einfach nur „Frucht" ist eines der hierfür am gebräuchlichsten Begriffe. Wie das Zwischenergebnis einer noch nicht veröffentlichen Umfrage unter verwaisten Müttern zeigt, ist wichtig, **dass immer von deren Kind gesprochen wird**. Dies wird versucht, auch in diesem Buch durchgehend beizubehalten.

Im Englischen wird der Begriff „stillborn" verwendet. Er bezeichnet alle Kinder, die ohne einen Schrei des Kindes geboren werden. Es sind alles Kinder, die still „das Licht der Welt erblicken". Es sind immer Kinder, sind immer Menschen, die dabei gestorben sind. Gleichzeitig ist auch die Situation bei der Geburt eines toten Kindes sehr beklemmend. Da ist nichts von der Freude der Eltern und der Hebammen. Da herrscht betroffenes Schweigen. Auch auf diesem Hintergrund ist es eine stille Geburt.

Bezeichnungen für das Kind im Verlaufe einer Schwangerschaft in Relation zur Zeit:

<table>
<tr><td colspan="3">Mensch, Kind
(juristisch oder medizinisch nicht näher definiert, wann der Beginn des Menschseins ist)</td></tr>
<tr><td colspan="2"></td><td>Person
(Personenstandsgesetz)</td></tr>
<tr><td colspan="2">Fehlgeburt - fehlgeborenes Kind
(in den meisten Bestattungsgesetzen der Länder)</td><td>Totgeburt - totgeborenes Kind
(abgeleitet vom Personenstandsgesetz, mind. 500 g)</td></tr>
<tr><td>Embryo (bis 12. SSW)
(medizinische Definition)</td><td colspan="2">Fötus (ab 13. SSW)
(medizinische Definition)</td></tr>
<tr><td>Frühabort
(Ableitung von med. Definition)</td><td>Spätabort
(von med. Definition)</td><td></td></tr>
</table>

Legende zur nebenstehenden Tabelle:

* Wird meist eine Ausschabung vorgenommen, meist unter Vollnarkose.

** Das tote Kind wird geboren. Es wird meist über eine eingeleitete Geburt zur Welt gebracht.

*** Wenn das Kind tot geboren wurde, muss es in beiden Fällen mind. 500 Gramm wiegen, um als Früh- oder Mangelgeburt zu gelten. Arbeitsrechtlich ist eine Mangelgeburt wie eine Frühgeburt zu behandeln, d.h. die Mutter hat Anspruch auf insgesamt 18 Wochen Mutterschutz, statt der üblichen 12 Wochen.

**** Es gibt keine rechtliche Definition über das Menschsein. Artikel 1 GG spricht zwar von der „Menschenwürde", aber für wen diese Würde zutrifft, wer Mensch ist und wer nicht, das ist nirgendwo zu finden. Daher tun sich viele Menschen schwer, den Beginn des Menschseins festzulegen. Kirchliche Kreise, insbesondere die katholische Kirche, sieht den Beginn des Menschseins ab der Verschmelzung von Ei- und Samenzelle. Für die meisten verwaisten Mütter ist der Beginn des Menschseins ab der Einnistung in der Gebärmutter. Damit entsprechen sie der Vorstellung von Justizministerin Brigitte Zypries. Damit sollten allen während der Schwangerschaft verstorbenen Kindern die in Artikel 1 GG zugesprochene Menschenwürde zuteil werden, d.h. auch eine verpflichtete Bestattung.

Nachfolgende Tabelle führt die häufigsten Begriffe zum Thema Stillgeburt, den Bereich ihrer Definition und die dazugehörige Definition auf:

Begriff	***Bereich***	SSW = Schwangerschaftswoche
Schwangerschaft	Medizin	Nach der Verschmelzung von Ei- und Samenzelle in der Frau ist diese schwanger. Der Ort der befruchteten Eizelle spielt hierbei keine Rolle. Daher spricht man auch in besonderen Fällen von einer Eierstock-, Eileiter- oder Bauchhöhlenschwangerschaft.
Embryo	Medizin	ein Kind bis zur 12. SSW
Fötus	Medizin	ein Kind ab der 12. SSW
Frühabort *	Medizin	Tod des Kindes bis zur 12. SSW = frühe Fehlgeburt
Spätabort **	Medizin	Tod des Kindes nach der 12. SSW = späte Fehlgeburt
Frühchen	Medizin	ein lebend geborenes Kind mit weniger als 2.500 Gramm oder ein vor der vollendeten 37. SSW lebend geborenes Kind
Entbindung	Medizin	Abtrennung des Kindes vom mütterlichen Organismus
Entbindung	Recht	arbeitsrechtlich (MuSchG (D)) ist es die Geburt eines lebenden Kindes (Lebendgeburt) oder eines toten Kindes mit mindestens 500 Gramm (Totgeburt)
Lebendgeburt	Recht	ein lebendig geborenes Kind, unabhängig vom Gewicht, Alter und der Lebensdauer
Fehlgeburt	Recht	ist ein totgeborenes Kind mit weniger als 500 Gramm
Totgeburt	Recht	ist ein totgeborenes Kind mit mindestens 500 Gramm (ab ca. 20. SSW)
Frühgeburt ***	Recht	ein vor vollendeter 37. SSW lebend oder tot geborenes Kind
Mangelgeburt ***	Recht	ein mit weniger als 2.500 Gramm lebend oder tot geborenes Kind
Person	Recht	Nach dem Personenstandsgesetz ist eine Person eine Lebend- oder eine Totgeburt Wiegt das stillgeborene Kind weniger als 500 Gramm, so ist es rechtlich keine Person.
Mensch ****	-	Das Menschsein beginnt mit der Verschmelzung von Ei- und Samenzelle. Es gibt auch die Auffassung, dass das Menschsein mit dem Einnisten in die Gebärmutter beginnt. Dies ist etwa 7-14 Tage später.
Leibesfrucht **Frucht**	Recht	Ein alter, nicht näher definierter Begriff, der zumeist auf ungeborene und neugeborene Kinder bezogen ist und meist im Rechtswesen zu finden ist, aber auch in der Sprache der Medizin angewandt wird. Verwaiste Eltern wollen ihn auf ihr tot geborenes Kind nicht angewendet wissen. Sie empfinden es abwertend und wollen lieber von ihrem Kind sprechen.
fehlgeboren		ein fehlgeborenes Kind ⇒ Fehlgeburt
totgeboren		ein totgeborenes Kind ⇒ Totgeburt
stillgeboren		Zusammenfassend bezeichnet es alle tot geborenen Kinder. Im englischen Sprachraum ist dieser Begriff (stillborn Children) hierfür üblich
Stillgeburt		ein stillgeborenes Kind ⇒ stillgeboren

2.7 Ursachen für den frühen Tod des Kindes

Die meisten betroffenen Eltern fragen nach dem Warum. Es kann hierauf nur eine medizinische Antwort gegeben werden. Eine philosophische oder theologische Antwort kann hierzu nicht gegeben werden. Im Pschyrembel (259. Auflage) , dem Standardwörterbuch der Medizin, werden sechs Gruppen von Ursachen des frühen Todes eines Kindes genannt:

1. **genetische Anomalien der Elternteile oder des Kindes**

   Diese Ursache wird immer dann angenommen, je früher ein Kind während der Schwangerschaft stirbt. D. h. , dass besonders beim Tod des Kindes in den ersten 12 SSW meist schwerste genetische Defekte die Ursache für den frühen Tod des Kindes sind.

   Würde sich ein solches Kind weiterentwickeln, so wäre es nicht lebensfähig.

2. **lokale bzw. generalisierte Infektion**

   Schwere Infektionen können zum Tod des Kindes führen. Hierzu zählen unter anderem Chlamydia trachomatis (Zellparasit) , Toxoplasma gondii (eine durch Tiere übertragene Infektion) , Zytomegalie-Virus (Speicheldrüsen-Viruskrankheit).

3. **Störung oder Erkrankung mütterlicherseits**

   Uterine Fehlbildungen (z. B. Uterus septus duplex, Uterus didelphys separatus), Corpusuteum-Insuffizienz (Funktionsschwäche des Gelbkörpers) und Diabetes mellitus (Zuckerkrankheit) können zum Tod des ungeborenen Kindes führen.

4. **immunologische Gründe**

   Antiphospholipid-Syndrom (APLS) tritt meist bei jungen Frauen auf. Es ist eine Thrombose-Erkrankung, die zu einem Plazentainfarkt führen kann. Dadurch wird das Kind nicht mehr ausreichend mit Sauerstoff und Nährstoffen versorgt. Zunächst bleibt das Kind im Wachstum zurück und stirbt später.

5. **exogene Noxen**

   Bestimmte Arzneimittel, Pflanzenschutzgifte und radioaktive Strahlung können zum Tod des ungeborenen Kindes führen. Mit dazu gehören auch Drogen, Alkohol und Nikotin. Das Nippen an einem Sektglas gefährdet das Leben eines Kindes sicher nicht, ein Vollrausch hingegen sicherlich. Die Übergänge sind hierbei fließend wie auch individuell.

6. **psychosoziale Faktoren**

   Krieg, Flucht, Trennung, starker Stress und andere schwere psychische Belastungen können dazu führen, dass das ungeborene Kind stirbt. Wie im Punkt 5 sind auch hier die Grenzen der Gefährdung des Kindes fließend und sehr individuell.

Wenn hier auch die medizinischen Ursachen getrennt aufgeführt sind, so ist es im Leben häufig so, dass verschiedene Kriterien die Ursache für den Tod des Kindes sind. So kann es z. B. sein, dass eine Schwangere, die ihre ein oder zwei Zigaretten am Tag raucht, unter starken Stress gerät. Um mit diesem besser umgehen zu können, raucht sie nun täglich 10 bis 20 Zigaretten. Niemand kann dann sagen, wie groß der Anteil der Zigaretten und wie groß nun der Anteil des Stress am Tod des Kindes war. Wenn noch Alkohol, Tabletten oder andere Faktoren hinzukommen, dann wird das Risiko für das Kind um ein Vielfaches größer.

Manchmal sind auch Sätze zu hören wie: „Da versuche ich mein Leben lang gesund zu leben, insbesondere in der Zeit meiner Schwangerschaft, und trotzdem ist mir mein Kind gestorben. Die Frau von gegenüber raucht auch während der Schwangerschaft kräftig weiter und lebt auch sonst ungesund. Sie aber bekommt ein Kind nach dem anderen. Das ist ungerecht." – Stimmt, das ist ungerecht. Es ist jedoch so, dass nicht jeder Mensch die gleichen Erbanlagen besitzt. Das ist das, was oben mit „individuell" bezeichnet wurde. Daran lässt sich leider nichts ändern. Wir müssen mit unseren Genen und deren Auswirkungen leben. Im Falle des Kinderwunsches kann in einzelnen Fällen die Medizin unterstützend helfen. Sprechen Sie hierüber mit Ihrem Frauenarzt.

2.8 Häufigkeit

Immer wieder stellen verwaiste Eltern die Frage, wie häufig kommt der natürliche Tod eines Kindes während der Schwangerschaft vor. Als erste Antwort muss man sagen: sehr häufig.

Diese Antwort mag Ihnen als sehr unglaubwürdig erscheinen. Hat man jedoch die ersten 6 Monate nach einem Verlust des Kindes während der Schwangerschaft hinter sich gebracht, dann ist es verständlich, warum man bislang nichts oder so wenig davon gehört hat. Es liegt im wesentlichen darin begründet, dass die Gesellschaft sehr schlecht mit diesem Thema und der damit verbundenen Trauer umgehen kann. Gutgemeinte Tröstungen wie „Du bist ja noch jung. Du kannst noch viele Kinder kriegen." verletzen. Damit ziehen sich die verwaisten Eltern zurück und getrauen es kaum noch, an anderer Stelle von ihrem Verlust zu erzählen. So kann es passieren, dass Arbeitskolleginnen oder Nachbarinnen Kinder während der Schwangerschaft verlieren, ohne voneinander zu wissen. Damit nehmen sie sich auch die Möglichkeit, einander beizustehen und zu trösten. Nachfolgende Antworten verdeutlichen dies:

Ich habe nur Freunde davon informiert, bei denen ich mir sicher sein konnte, dass sie mich nicht verletzen.

Gesicherte Zahlen über die Häufigkeit von während der Schwangerschaft verstorbenen Kinder gibt es für Deutschland kaum. Es werden nur die totgeborenen Kinder erfasst.

Nach Angaben des Statistischen Bundesamtes wurden 1950 24.857 Totgeburten registriert, 1970 waren es noch 10.853 und 1979 noch 4.972 Totgeburten. Die Definition für eine Totgeburt lautetet bis 1957 einschließlich, dass bei dem Kind keine natürliche Lungenatmung eingesetzt hat und das Kind eine Körperlänge von mindestens 35 cm aufwies. Bis zum 30.6.1979 galt als Totgeburt, wenn nach dem Durchtrennen der Nabelschnur beim Kind weder das Herz geschlagen hat, noch die Nabelschnur pulsiert hat, noch die selbständige Lungenatmung eingesetzt hatte und die Körperlänge mindestens 35 cm betrug.

Mit dem 1.7.1979 wurde eine Gewichtsgrenze eingeführt. Danach galt als Totgeburt, wenn das stillgeborene Kind (s.o.: ohne selbständige Lungenatmung, Herzschlag, pulsierende Nabelschnur) mindestens 1.000 Gramm wog. Für das Jahr 1980 wurden 4.954 Totgeburten gemeldet, 1985 waren es 3.601, 1990 noch 3.202 und 1993 noch 2.467 Totgeburten. In diesen 14 Jahren des medizinischen Fortschritts hatte sich die Anzahl der Totgeburten halbiert.

Ab 1.4.1994 galt eine neue Gewichtsgrenze für Totgeburten: 500 Gramm. Sie gilt bis heute. Durch diese Absenkung dieser Gewichtsgrenze stieg die Zahl der Totgeburten 1995 auf 3.405 an und betrug für das Jahr 2001 noch 2.881 Totgeburten. In diesen 7 Jahren konnte die Medizin die Zahl der Totgeburten um weitere 17,8 % senken. Wird jedoch die Gesamtentwicklung gesehen, so zeigt sich, dass sie nie auf Null zu bringen sein wird. Dies liegt leider in der Natur der "Sache".

Fehlgeborenen Kinder werden statistisch nicht erfasst. Zahlen aus Geburtskliniken zeigen jedoch auf, dass das Verhältnis der in Kliniken vorgenommenen Ausschabungen um den Faktor 10 bis 15 größer ist als die Zahl der in den Kliniken stillgeborenen Kindern, d.h. den tot- und fehlgeborenen Kindern zusammen. Damit sind es für die BRD jährlich zwischen 30.000 und 40.000 Kinder, die während der Schwangerschaft natürlich sterben. Das sind Größenordnungen wie die Städte Altenburg, Andernach, Ansbach, Aurich, Backnang, Balingen, Beckum, Borken, Bramsche, Burgdorf, Cloppenburg u.a.m.

Stillgeburten erfolgen immer in der Klinik, während Ausschabungen auch von niedergelassenen Frauenärzten vorgenommen werden. Sie sind in dieser Hochrechnung nicht enthalten. Hierüber gibt es auch keine Zahlen.

Aus der Medizin weiß man jedoch, dass jede 2.-3. Schwangerschaft in den ersten 12 Schwangerschaftswochen (SSW) auf natürliche abstirbt. Auch wenn die Ursache bei jedem Kind nicht eindeutig bewiesen werden kann, wird davon ausgegangen, dass der genetische Schaden so groß ist, dass das Kind gar nicht lebensfähig wäre. Somit erleiden in der BRD zwischen 200.000 und 300.000 Frauen eine Fehlgeburt in den ersten 12 SSW. Mitunter merkt die Frau noch nicht einmal etwas davon, dass sie schwanger war.

Fehlgeburten in Folge

Mit jeder Fehlgeburt steigt die Wahrscheinlichkeit einer weiteren Fehlgeburt.

Zahl der Fehlgeburten in der Vorgeschichte	Risiko einer weiteren Fehlgeburt[1]	nach I. Gerhard[2]
0	11-15 %	
1	12-24 %	
2	19-35 %	21 %
3	25-46 %	38 %
4 und mehr		41 %

„An diesen Zahlen ist zu erkennen, dass nach 2 Aborten schon eine ganz beträchtliche Steigerung des Abortrisikos besteht. Wenn auch viele Frauenärzte nach wie vor erst nach drei Fehlgeburten an eine Abklärung der Problematik denken, so ist sicher auch eine ausführliche Diagnostik schon früher gerechtfertigt."

Bis 1979 (35 cm Körperlänge)

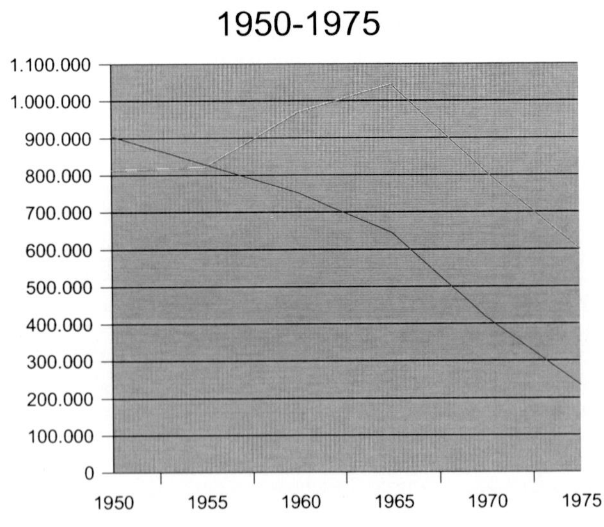

Die Zahl der Totgeborenen wurde für die Grafik mit 50 multipliziert

1 Siehe: http://members.aol.com/Kiwunsch2/Habab/Theofrm4.html (12.5.02)
2 Siehe: Waibel: Wiederholte Fehlgeburten, 1.

Lebendgeburten und Totgeburten in Deutschland

Jahr	*lebend*	*tot*
1950	812835	18118
1955	820128	16558
1960	968629	15049
1965	104432	12901
1970	810808	8351
1975	600512	4689
1980	620657	3308
1985	586155	2414
1990	727199	2490
1995	765221	3405
1996	796013	3573
1997	812173	3510
1998	785034	3190
1999	770744	3118
2000	766999	3084
2001	734475	2881
2002	719250	2700
2003	706721	2699
2004	705622	2728

Statistisches Bundesamt (Hg.): Statistisches Jahrbuch. Für die Bundsrepublik Deutschland.

Bis zur Wiedervereinigung 1990 (1.000 Gramm)

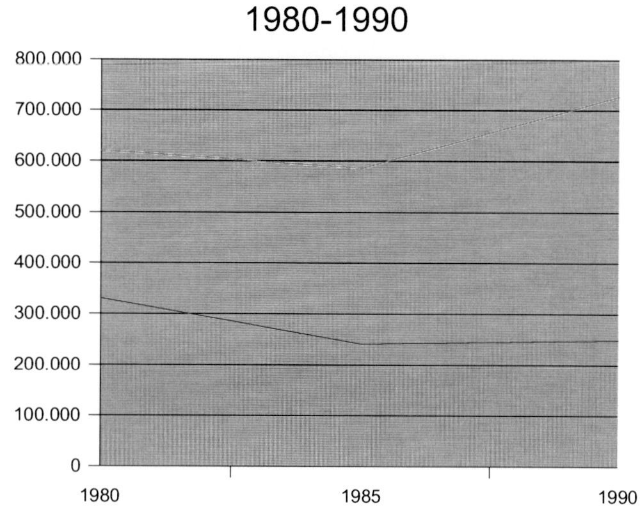

Die Zahl der Totgeborenen wurde für die Grafik mit 100 multipliziert

1995 bis 2004 (500 Gramm)

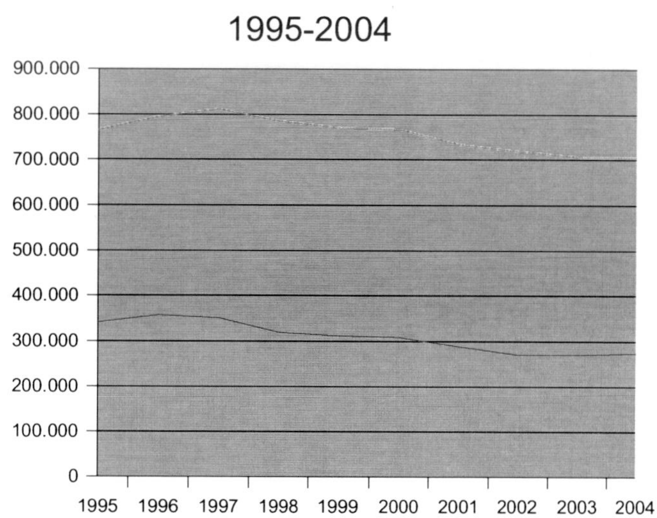

Die Zahl der Totgeborenen wurde für die Grafik mit 100 multipliziert

Diese beiden Grafiken zeigen deutlich, dass auf 200 lebend geborene Kinder etwa ein totgeborenes Kind (mind. 500 Gramm) kommt. Dieses Zahlenverhältnis hat sich in den letzten 15 Jahren kaum verändert.

2.9 Statistik zu Stillgeburt

Alle Totgeburten, Lebendgeburten und nach der Geburt verstorbenen Kinder werden vom Statistischen Bundesamt erfasst, Fehlgeburten nicht.

	Fehlgeburt		***Totgeburt****		***Lebendgeburt***					
Jahr	***-12. SSW***	***-20. SSW***	***ab 20. SSW****		***1 Woche*** *verstorben*		***1 Monat*** *verstorben*		**1 Jahr** verstorben	
			absolut	je 1.000	absolut	je 1.000	absolut	je 1.000	absolut	je 1.000
1980	?	?	4.954		5.582				10.779	
1985	?	?	3.601		3.287				7.419	
1990	?	?	3.202	3,5	2.488	2,7	3.377	3,7	6.385	7,1
1991	?	?	2.741	3,3	2.101	2,5	2.901	3,5	5.711	6,7
1992	?	?	2.660	3,3	2.039	2,5	2.746	3,4	4.992	6,1
1993	?	?	2.467	3,1	1.891	2,4	2.499	3,1	4.665	5,8
1994	?	?	3.113	4,0	1.853	2,4	2.480	3,2	4.309	5,6
1995	?	?	3.405	4,4	1.839	2,4	2.433	3,2	4.053	5,3
1996	?	?	3.573	4,5	1.867	2,3	2.388	3,0	3.962	5,0
1997	?	?	3.510	4,3	1.779	2,2	2.350	2,9	3.951	4,8
1998	?	?	3.190	4,0	1.677	2,1	2.200	2,8	3.666	4,7
1999	?	?	3.118	4,0	1.685	2,2	2.208	2,9	3.496	4,5
2000	?	?	3.084	4,0	1.594	2,1	2.092	2,7	3.362	4,4
2001	?	?	2.881	3,7	1.498	2,0	1.974	2,7	3.163	4,3
2002	?	?	2.700	3,7	1.507	2,1	1.978	2,8	3.036	4,2
2003	?	?	2.699	3,8	1.494	2,1	1.943	2,7	2.990	4,2
2004	?	?	2.728	3,9	1.446	2,0	1.892	2,7	2.918	4,1
2005	?	?								

Quelle: Statistisches Jahrbuch der Bundesrepublik (Deutschland)

Zeitlicher Maßstab 1979 bis 1.4.1994 = Totgeburt ab 1.000 Gramm

frühe Fehlgeburt ***-12. SSW***	***späte Fehlgeburt*** ***-26. SSW***	***Totgeburt**** ***ab 26. SSW***	***1***	***M***

Zeitlicher Maßstab seit 1.4.1994 = Totgeburt ab 500 Gramm

frühe Fehlgeburt ***-12. SSW***	***späte FG*** ***-20. SSW***	***Totgeburt**** ***ab 20. SSW***	***1***	***M***

* = Totgeburt ab 1.000 Gramm, Gewichtsgrenze bis 1.4.1994, seither 500 Gramm

je 1.000 = je 1.000 Lebendgeburten

1 = innerhalb der 1. Woche nach der Geburt verstorben

M = innerhalb des 1. Monats nach der Geburt verstorben

In der nebenstehenden Tabelle ist die Kindersterblichkeit vor, während und nach der Geburt in absoluten und relativen Zahlen aufgelistet. In den Jahren sterben Kinder während der Schwangerschaft, 1 Woche, 1 Monat und 1 Jahr nach der Geburt im neuen Bundesgebiet (Deutschland).

Der darunterliegende zeitliche Maßstab zeigt die aktuelle Rechtslage. Hierin ist deutlich ersichtlich, dass „Totgeburt" nur die zweite Hälfte der Schwangerschaft abdeckt. Stirbt ein Kind während der ersten Hälfte der Schwangerschaft, ist es eine frühe oder späte Fehlgeburt und unterliegt in den wenigsten Bundesländern der Bestattungspflicht.

Einen annähernden Zahlenwert über den Verlust von Kindern während der Schwangerschaft liefert das Statistische Landesamt Baden-Württemberg. Danach wurden 9.800 Frauen im Jahre 1998, 9.445 Frauen im Jahre 1999 und 8.715 Frauen im Jahre in baden-württembergischen Krankenhäusern wegen einer Fehlgeburt behandelt (Landtag von Baden-Württemberg: Drucksache 13/393 vom 6.11.2001, 3).

Nach Angaben verschiedener Frauenkliniken kommen auf ein tot geborenes Kind (ab 12. SSW) 10 bis 20 Ausschabungen aufgrund des Todes des Kindes innerhalb der ersten 12 SSW. Damit kommt man dabei in eine Größenordnung von jährlich 100.000 Kindern, die in Deutschland auf natürliche Weise während der Schwangerschaft sterben. Dies kommt der vom Baden-Württembergischen Landtag genannten Zahlen sehr nahe. Für die endgültige Zahl der in den ersten 12 SSW verstorbenen Kinder ist die nicht zu ermittelnde Anzahl der bei niedergelassenen Frauenärzten vorgenommenen Ausschabungen hinzuzunehmen.

Die sonst in der Fachliteratur zu findenden Angaben von 200.000 bis 300.000 Kindern, die während der Schwangerschaft auf natürliche Weise sterben, sind darauf zurückzuführen, dass im sehr frühen Stadium der Schwangerschaft die Mutter den Verlust des Kindes nicht bemerkt oder auch keine nennenswerten körperlichen Schwierigkeiten damit hat, so dass sie deswegen keinen Frauenarzt aufsucht.

Einige Hinweise auf diese statistische Zahlen

Eine Tabelle voller Zahlen besagt zunächst recht wenig. Erst wenn die Zahlen in ihrem Zusammenhang gesehen und richtig gedeutet werden, bekommen sie greifbare Gestalt.

Es ist darauf hinzuweisen, dass Anfang der 90er Jahre etwa doppelt so viele Kinder ein Jahr nach der Geburt gestorben sind, wie es Totgeburten gab, relativ betrachtet (3,5 zu 7,1 für das Jahr 1990). Nach der Absenkung der 1.000-Gramm-Grenze auf 500 Gramm im Jahre 1994 stieg die relative Zahl um etwa 1,3 Prozentpunkte an (3,1 für 1993 zu 4,4 für 1995). Heute hat sich Zahlenverhältnis der relativen Zahlen von Totgeburt zu den im ersten Jahr nach der Geburt verstorbenen Kinder angeglichen. Dies ist auf eine Verbesserung der medizinischen Möglichkeiten in der Nachsorge nach der Geburt zurück zu führen. Für die Situation im Mutterleib kann die Medizin nicht ähnlich wirksame Verbesserungen aufzeigen.

Bei den nachfolgenden Aussagen beziehe ich mich immer auf den Zeitraum 1994 bis 2004 (seit 1994 blieb die Definition für Totgeburt unverändert) und die relative Zahl des der Kinder der betreffenden Gruppe im Verhältnis zu Lebendgeburten. Damit ist ein fairer Vergleich sichergestellt, da in diesem Zeitraum die Zahl der lebend geborenen Kinder von 769.603 im Jahre 1994 auf 705.622 im Jahre 2004 zurück gingen. Dies entspricht einem Rückgang von 7,5 % in 10 Jahren. Werden die Zahlen der Geburten von 1993 mit denen von 2003 verglichen, so beträgt der Rückgang der Lebendgeburten in diesen 10 Jahren 11,5 %.

- Die Anzahl der Kinder, die ein Jahr nach der Geburt gestorben sind, ging um 1,5 % zurück, die Anzahl der totgeborenen Kinder nur um 0,5 %. - Das heißt, dass die Medizin in diesen Jahren zwar die Sterblichkeit nach der Geburt geringfügig senken konnte, aber trotz Fortschritt wenig am Tod vor der Geburt verändern kann.
- Die Anzahl der Kinder, die in der 1. Woche nach ihrer Geburt gestorben sind, hat sich nicht nennenswert verändert. - Hier scheint die Medizin an eine Grenze des Machbaren gekommen zu sein.
- Die Anzahl der totgeborenen Kinder nicht nennenswert geändert hat. - Dies muss als Zeichen dafür gesehen werden, dass das Thema Stillgeburt auch noch für die nächsten Generationen ein aktuelles und unvermindert brennendes Thema bleiben wird.
- Bei all diesen Zahlen sollte nicht vergessen werden, dass hinter jedem einzelnen Fall ein Kind steht, das während der Schwangerschaft gestorben ist. Hinter jeder Zahl steht auch eine Familie, die um dieses Kind trauert. Auch dies wird hierbei schnell übersehen.

Die biblischen Worte „In deinem Land wird es keine Frau geben, die eine Fehlgeburt hat oder kinderlos bleibt. Ich lasse dich die volle Zahl deiner Lebenstage erreichen.“ (Ex 23,26) mögen Hoffnung geben, aber sie entsprechen nicht der Realität, leider.

Daher ist es wichtig,
dass sich unsere Gesellschaft der Realität der Stillgeburt stellt
und sich für einen menschlichen Umgang für Eltern und Kind sorgt.

2.10 Deutsches Recht im Umgang mit tot geborenen Kindern

Um das deutsche Bestattungswesen im Zusammenhang mit tot geborenen Kindern zu verstehen, muss beim Personenstandsgesetz (Bundesrecht) begonnen und beim Bestattungsrecht (Länderrecht) weitergemacht werden. Ich beschränke mich dabei auf die Punkte, die für den Umgang mit tot geborenen Kindern wichtig sind.

Personenstandsgesetz und Bestattungsrecht

Das Personenstandsgesetz ist ein Bundesgesetz und gilt daher in allen Bundesländern einheitlich. Es definiert, wer Person ist und welche Rechte und Pflichten eine Person hat.

Das Bestattungsrecht liegt in der Hand der Länder. Damit besitzt Deutschland 16 verschiedene Regelungen, wie mit tot geborenen Kindern zu verfahren ist. Entscheidend ist daher immer, in welchem Bundesland man wohnt bzw. sich gerade befindet.

Geschichtliche Entwicklung der Grenze zwischen Tot- und Fehlgeburt

Die Grenze zwischen Tot- und Fehlgeburt ist nicht willkürlich gewählt, sondern ist begründet und besitzt einen geschichtlichen Hintergrund: Zunächst lag die Grenze zwischen *Fehlgeburt* und *Totgeburt* bei 35 cm Körperlänge. War das tot geborene Kind kleiner als 35 cm, galt es als *Fehlgeburt* andernfalls als *Totgeburt*. Niedersachsen führte diese Grenze in seinem Bestattungsrecht noch bis zum 31.12.2005.

1979 wurde im Personenstandsgesetz neu definiert, dass ein tot geborenes Kind mit weniger als 1.000 g als *Fehlgeburt* zu bezeichnen ist. Wenn es mindestens 1.000 g hatte, galt es als Totgeburt. Damit wurde das Gewicht als entscheidendes Kriterium eingeführt. Damals sah es die Medizin für erwiesen an, dass ein lebend geborenes Kind mit weniger als 1.000 g keine Überlebenschance habe.

Doch die Medizin entwickelte sich weiter. Als das Personenstandsgesetz zum 1.4.1994 wieder geändert wurde, lag diese medizinische Grenze der Überlebenschance für Frühchen bei 500 g. Somit wurde die Grenze von 1.000 auf 500 g herabgesetzt. Seither gilt: Wiegt ein tot geborenes Kind weniger als 500 g ist es eine *Fehlgeburt*, besitzt es mindestens 500 g, ist es eine *Totgeburt.*

Die Personengrenze – Die 500 Gramm-Grenze und ihre Folgen

Wenn es um den Tod des Kindes während der Schwangerschaft geht, stellt sich damit immer parallel die Frage nach der Abgrenzung zur Person. **In Deutschland ist Person, wer lebend geboren wurde.** Dabei spielt Größe, Gewicht, in welcher Schwangerschaftswoche es geboren wurde oder wie lange das Kind gelebt hat keine Rolle. Ein einziger Atemzug des Kindes, ein Herzschlag des Kindes oder ein Pulsschlag der Nabelschnur nach deren Durchtrennung genügt, damit das Kind als Person anerkannt werden kann. **Person ist auch (seit 1.4.1994), wer tot geboren wurde und mindestens 500 Gramm wiegt.**

Die Frage nach dem Personsein ist deshalb so bedeutsam, da eine verstorbene Person nach dem Bestattungsrecht der Bundesländer bestattet werden muss.

Für ein Kind, das keine Person ist, weil es eine der beiden Bedingungen des Personseins nicht erfüllt, können von den Eltern nicht die Rechte einer Person eingefordert werden. Hierzu gehören:

- Eintragung ins Geburten- und Totenbuch im Rathaus
- Eintragung ins Familienstammbuch
- in einigen Bundesländern: kein zugesichertes Recht auf Bestattung

Wenngleich, wie in Baden-Württemberg, für die Eltern kein rechtlich einklagbares Recht auf Bestattung ihres fehlgeborenen Kindes existiert, besteht dennoch die Möglichkeit der Bestattung. Dies wird nachfolgend am Beispiel Karlsruhe aufgezeigt.

Die 12-Wochen-Grenze

Neben der Abgrenzung zur Person gibt es zu dem Thema noch eine zweite Grenze, die nicht weniger wichtig ist. Auch wenn sie nicht so allgemein dokumentiert ist, wie das PerStG, so hat sie jedoch eine mindestens gleichwertige Auswirkung. Es ist die Grenze der 12. Schwangerschaftswoche (SSW). Sie ist in verschiedenen Bereichen vorzufinden:

Stirbt ein Kind in den ersten 12 SSW, so wird eine Ausschabung (Abrasio) vorgenommen. D.h. Kind und Placenta werden mit einem löffelähnlichen Werkzeug aus der Gebärmutter ausgeschabt. Eine andere Form ist das Absaugen

- **Medizin**

  Medizinisch gilt ein Kind bis zur Vollendung der 12. SSW als „Embryo“, danach spricht die Medizin vom „Fötus“. Diese Grenzziehung hängt mit der Entwicklung des Kindes zusammen: Bis Ende der 12. SSW bilden sich die Organe aus (Organogenese). Sind genetisch irgendwelche lebenswichtigen Organe nicht angelegt oder konnten sie sich nicht ausbilden, stirbt das Kind in diesem frühen Stadium. Damit werden lebensunfähige Kinder von der Natur frühest möglich ausselektiert. Dies erklärt auch, warum die meisten Kinder in den ersten 12 SSW sterben. Sind jedoch alle lebenswichtigen Organe angelegt, wird das Kind ab der 13. SSW nur noch weiter wachsen.

  Stirbt das Kind nach der 12. SSW, so wird das Kind meist normal geboren. Es ist hierbei nur noch zu unterscheiden zwischen sofort eingeleiteter und natürlicher Geburt. Meist wird die Geburt sofort eingeleitet, obwohl hierfür medizinisch kein Grund vorliegt.

- **Schwangerschaftsabbruch (SSA)**

  Seit der Wiedervereinigung ist in Deutschland bis zum Ende der 12. SSW ein straffreier Abbruch einer

Schwangerschaft möglich. Seit 1995 ist hierfür der Nachweis einer Schwangerschaftskonfliktberatung notwendig, ausgenommen bei medizinischer Indikation. Hintergrund hierzu ist das Urteil des Bundesverfassungsgerichts vom 28. Mai 1993, in dem es heißt: „... Art. 1 Abs. 1 GG erklärt die Würde des Menschen für unantastbar und verpflichtet alle staatliche Gewalt, die Menschenwürde zu achten und zu schützen. Wo menschliches Leben existiert, kommt ihm Menschenwürde zu. Nicht entscheidend ist, ob sich der Träger dieser Würde bewusst ist oder sie selbst zu wahren weiß. Die von Anfang an im menschlichen Sein angelegten potentiellen Fähigkeiten genügen, um die Menschenwürde zu begründen."

Nach dem Ausstieg der katholischen Bischöfe aus dem gesetzlichen Beratungssystem wurde „donum vitae" als bürgerlicher Verein von Laien am 24.9.1999 gegründet, um das katholische Element in der Schwangerschaftskonfliktberatung zu erhalten. Inzwischen ist „donum vitae" an über 180 Orten tätig.

- **Bestattung**

  Das Bestattungsrecht von Bremen und Sachsen verbietet die Bestattung von Kindern, die die 12. SSW nicht vollendet haben. Dabei spielt es keine Rolle, ob das Kind auf natürliche Weise starb oder aus einem stammt. Der Grund für diese Entscheidung dürfte darin liegen, dass die Gesetzgeber der Meinung sind, dass abgetriebene Kinder ungewünschte Kinder sind und daher die Eltern keine Bestattung ihres Kindes haben wollen. Ein anderer Grund kann darin gesehen werden, dass mit der Verweigerung der Bestattung den Eltern ihr seelisch erleichtert werden soll. Das Kind wird zum Zellhaufen entmenschlicht, den man ohne weiteres wegwerfen kann.

  Wie erste Umfragen unter Frauen mit zeigen, hat etwa jede Dritte von ihnen den Wunsch, ihr abgetriebenes Kind zu bestatten oder bestattet zu wissen. Daher sollte in diesem Punkt ein Umdenken in unserer Gesellschaft erfolgen.

Wer versteht, wie die einzelnen Begriffe gefüllt wurden, wie sie im Laufe der Geschichte definiert wurde, hat mehr Verständnis für deren Gebrauch.

3 In der Klinik

3.1 Klaus Schäfer: „Was gibt es Schönes?“

Ein Erlebnisbericht von Klinikseelsorger Klaus Schäfer.

Advent, ich saß noch in meinem Büro in der Klinik. Es war 19:30 Uhr, 30 Minuten vor der Adventsfeier der Inneren Klinik, zu der ich eingeladen war. Da klingelte das Telefon. Ich meldete mich und hörte eine mir vertraute Stimme: „Hier Hebamme Claudia vom Kreißsaal.“

Erfreut fragte ich: „Was gibt es Schönes?“

Mit ernster Stimme gab mir Hebamme Claudia zur Antwort: „Ein totes Kind.“

Mehr musste sie nicht sagen. Ich wusste, was das bedeutet. Ich selbst erlebte einen gefühlsmäßigen Absturz. Soeben war ich noch auf feiern eingestellt, da rissen mich diese drei Worte in die Tiefe. Für uns, das Klinikpersonal, ist der Tod von Kindern die größte Herausforderung, die ich kenne.

Ich stürzte nur von der Vorfreude auf diese Adventsfeier in die Tiefe dieser Herausforderung. Die Eltern, die auf mich warteten, erlebten einen Absturz von der Vorfreude auf ihr Kind in die grenzenlose Tiefe der Trauer um ihr Kind. Für mich war nur eine Adventsfeier dahin, für diese Eltern ihr Kind.

Schon über 2 Jahre beschäftigte ich mich verstärkt mit dem Thema Stillgeburt. Schon so manche Eltern habe ich in meiner vierjährigen Dienstzeit in dieser Klinik begleitet. Ich habe die unterschiedlichen Ausdrücke von Wut und Verzweiflung, von Niedergeschlagenheit und Ohnmacht, von Trauer und Trostlosigkeit erlebt. Auf dem Hintergrund verschiedener Umfragen unter verwaisten Eltern, denen vor oder während der Geburt ihr Kind gestorben ist, wusste ich, dass es jetzt für diese Eltern keinen Trost gibt. Meine Aufgabe war es, die gesamte Gefühlspalette der Eltern auszuhalten, soweit es mir möglich ist, die Eltern zu verstehen, und einfach für sie da sein.

Ich sagte noch schnell: „Ich bin sofort bei Ihnen.“

Dann machte ich mich auf den Weg. Was mich konkret erwartet, das wusste ich nie. So verschieden wie Fingerabdrücke sind, so unterschiedlich sind die Reaktionen der trauernden Eltern. Verschiedene Fragen schossen mir durch den Kopf, während ich die Treppen zum Kreißsaal in den fünften Stock hoch ging: Werden auch sie von mir, „Gottes Bodenpersonal“, Fragen nach dem Warum stellen? Sind sie überhaupt religiös? War es ihr erstes Kind? War es ihr erstes Kind, das ihnen gestorben ist? Kann ich überhaupt mit ihnen sprechen? Nehmen sie mich als Mensch, Seelsorger und Gesprächspartner überhaupt an?

Ich kenne keine Personengruppe, die so verletzt ist und so verletzt reagiert, wie trauernde Eltern. Sagt doch der Volksmund: „Männer gehen von der Seite, Kinder aus dem Herzen.“

Im Kreißsaal begrüßte mich Hebamme Claudia mit Handschlag und gab mir neben dem Namen des Paares noch die kurze Information mit, dass das Kind in der 20. SSW verstorben ist. Dann führte sie mich in den Raum, in dem hinter einer spanischen Wand eine junge Frau mit verheultem Gesicht im Bett lag. Daneben saß ein junger Mann. Er hielt seiner Frau die Hand und streichelt sie. Hebamme Claudia stellte mich vor: „Das ist unser Seelsorger. Ich lasse sie nun alleine.“

Nach diesen Worten wandte sie sich schon zur Tür und ging hinaus. Nun war ich mit den Trauernden alleine. Ich reichte der Frau meine Hand. Voller Anteilnahme sagte ich: „Es tut mir schrecklich leid.“

Die Frau drückte meine Hand und sagte nur: „Danke“

Wir schwiegen, sahen uns an und hielten die Hände fest. Nachdem sich unsere Hände wieder gelöst hatten, reichte ich meine Hand auch dem Mann und wiederholte meine Anteilnahme. Auch er nahm meine Hand und meine Worte dankend an.

Im Innersten, in ihrem Herzen zutiefst verletzt, konnte ich mir bei diesen Trauernden keine flapsige Bemerkung erlauben. Ich musste mich ganz behutsam und vorsichtig bewegen, wie ein Soldat im Minenfeld. Ein falsches Wort von mir konnte das Ende des Gespräches bedeuten, noch bevor es eigentlich begonnen hatte. Ich stellte die Frage: „Darf ich mir einen Stuhl holen und mich zu Ihnen setzen?"

„Ja, selbstverständlich." war ihre Antwort. Ich holte den Stuhl und setzte mich.

„Wollen Sie erzählen? fragte ich, nachdem ich Platz genommen hatte. Sie erzählten mir, alles das, was sie in den letzten Tagen durchgemacht hatten. Sie hatten bereits drei Kinder und wollten nun eine kleine Pause einlegen, bevor sie nun ein viertes Kind wollten. Doch die Frau wurde unplanmäßig schwanger. Dennoch sagten sie JA zum Kind. Sie hatten kurz davor alle Babysachen hergeschenkt. Nun hatten sie schon damit begonnen, wieder neue Babysachen einzukaufen. Sie hatten sich so richtig auf das Kind gefreut. Vor fünf Tagen war die Frau bei der planmäßigen Voruntersuchung. Da wurde festgestellt, dass das Herz des Kindes nicht mehr schlägt. Dies wurde bei uns in der Klinik bestätigt. Sie wurden vor die Wahl gestellt, das Kind nun gleich zu gebären oder noch bis zu 5 Tagen nach Hause zu gehen und sich in der Zeit emotionell auf die Geburt des toten Kindes vorzubereiten. Sie entschieden sich für Letzteres. Nun waren sie nach diesen fünf Tagen wieder in die Klinik zur Geburt ihres toten Kindes gekommen. Trotz eingelegter Tabletten, die den Muttermund für die Geburt öffnen sollte, ging dieser nicht so recht auf. Auch der angehängte Tropf änderte nicht viel. Nach vielen Stunden wurde schon ein Kaiserschnitt in Betracht gezogen. Doch zuvor wurde ihr ein anderes Mittel gegeben, damit ging dann die Geburt voran. Trotzdem war sie für die Mutter schrecklich. „Wenn ich beim ersten Kind so eine Geburt erlebt hätte, dann hätte ich keine weiteren Kinder haben wollen."

Bei diesen Worten sah sie voller Liebe und um Verständnis bittend ihren Mann an. Ich sagte: „Ist der Tod unseres Kindes an sich schon schrecklich, dann kommt noch so eine schwere Geburt hinzu, die sich so in die Länge zieht. Das macht das Schreckliche noch schlimmer."

„Sie sagen es", war seine prompte Antwort „Ich bin schon regelrecht ausgerastet, als nichts mehr voran ging. So wie ich mich in diesen Stunden aufgeführt hatte, so bin ich sonst nicht. Das war einfach zu viel für mich – und erst recht für meine Frau." Dabei sah er sie liebevoll an und strich ihr mit dem Handrücken zärtlich über die Wange.

Wir sprachen noch längere Zeit. Irgendwann machte ich das Angebot, das Kind zu segnen. Erstaunt sah mich die Mutter an: „Wieso segnen? Wir glauben nicht an Gott."

Ich erklärte, dass es vielen Eltern wichtig ist, dass ihr Kind gesegnet wird. „Wir empfehlen es damit Gott an, und bitten ihn, das Kind anzunehmen, das all zu früh verstorben ist."

Der Vater antwortete: „Wenn es einen Gott gibt, dann wird er unser Kind auch so aufnehmen."

„Das glaube ich auch.", stimmte ich ihm zu und wechselte das Thema. Vorsichtig fragte ich, ob sie ihr Kind schon gesehen hatten. Sie verneinten, wollten es jedoch am folgenden Tag nachholen. Ich bestätigte sie in ihrer Absicht, ihr Kind noch anzusehen, da es dem Trauerprozess nachweislich fördert. „Man kann sich nur von jemand verabschieden, den man zuvor kennen gelernt hat."

Hebamme Claudia betrat wieder den Kreißsaal und maß den Blutdruck von Frau S. Dieser war zwar seit der letzten Messung deutlich gestiegen, aber noch immer niedrig. Hebamme Claudia klopfte mir scherzhaft auf die Schulter und sagte zu mir: „Sie haben einen blutdrucksteigenden Einfluss auf Frau S. Machen sie weiter, dann hat sie bald wieder einen normalen Blutdruck."

Wir mussten alle lachen. Das tat uns allen gut. Wir machten uns darüber lustig, der Klinikseelsorger als blutdrucksteigerndes Mittel. Dann wollte Hebamme Claudia von Frau S. eine Blutprobe entnehmen. Sie tat sich schwer, die Vene zu finden. Um Frau S. nicht unnötig zu plagen ließ sie eine Ärztin ran. diese tat sich auch schwer, fand jedoch dann eine Vene. Das Blut floss gut. Schnell konnte ein Pflaster auf die Einstichstelle geklebt werden. Dann verließen Hebamme Claudia und die Ärzte den Kreißsaal und ich war mit dem Ehepaar S. wieder alleine.

Ich sagte ihnen, dass ich am nächsten Tag sie besuchen werde, wenn es ihnen recht sei. Sie stimmten dem zu. Wir wechselten noch einige Worte, dann verabschiedete ich mich und wünschte ihnen eine gute Nacht, in der sie auch tief und erholsam schlafen können.

Am nächsten Tag klopfte ich Vormittags vergeblich an die Zimmertür des Ehepaares S. Sie waren nicht im Zimmer. So wollte ich es am Nachmittag nochmals versuchen. Diesmal waren sie da. Auf dem Bett war das mir bekannte „Mosekörbchen". In dem werden in unserer Klinik die stillgeborenen Kinder zu den Eltern gebracht. Damit wollen wir die Würde dieses kleinen Menschen zum Ausdruck bringen. Dies wird seit dem Jahre 1995 vom Bundesverband „Initiative-Regenbogen e.V." empfohlen.

Am Fenster stand eine Frau, die ich als Mutter von Herrn oder Frau S. einschätze. Zielstrebig ging ich auf sie zu und begrüßte sie: „Ich bin Bruder Klaus, hier Krankenhausseelsorger."

Mit diesen Worten streckte ich ihr die Hand entgegen. Demonstrativ ließ sie ihre Hände hängen und sagte mit eisiger Stimme: „Ich wüsste nicht, dass ich etwas mit ihnen zu tun hätte."

Ich ging daher zum Ehepaar S. an das Bett und sagte: „Ich glaube, es ist besser, wenn ich wieder gehe."

Herr S. antwortete mir: „Ja."

„Sie wissen ja, wie sie mich erreichen können. Auf wiedersehen.", mit diesen Worten verabschiedete ich mich, um hier nicht länger zu stören. Ich wurde vom Ehepaar S. nie gerufen. Wochen später stand ein Text im Internet, der sich in einigen Punkten sehr von meinen Erinnerungen unterschied. Ein Punkt machte in der Klinik die Runde und ich wurde immer wieder in der Klinik vom Personal darauf angesprochen. Es handelte sich um die Dankesworte von Herrn S.: „Als erstes möchte ich mich für den steigenden Blutdruck bedanken , den Sie durch Ihre Anwesenheit verschafften."

Es ist sehr missverständlich geschrieben, aber ich wusste, wie es gemeint war. Daher freute ich mich darüber, dass Herr S. sich für unsere Arbeit bedankte.

3.2 Vor der Geburt: Namensrecht

Wiegt das tot geborene Kind mind. 500 Gramm, so erhalten die Eltern eine Geburts- und eine Sterbeurkunde. Damit wird das Kind namentlich in das Stammbuch eingetragen. Sind die Eltern verheiratet, erhält das Kind den Namen der Eltern.

Sind die Eltern nicht standesamtlich verheiratet, erhält das Kind den Namen der Mutter. Soll das Kind jedoch den Namen des Vaters erhalten, so kann in **Österreich** dies innerhalb 14 Tagen nach der Geburt im Rathaus beantragt werden. In **Deutschland** muss hierzu dem Standesamt zum Zeitpunkt der Geburt schriftlich eine Anerkennung der Vaterschaft vorliegen. Im Falle einer Totgeburt ist dies in der Regel nicht machbar. Um es dennoch zu erreichen, müssen folgende Punkte erfüllt sein:

- Sie müssen von dieser Möglichkeit wissen.
- Sie müssen zwischen Mitteilung des Todes Ihres Kindes und der bevorstehenden Geburt mind. einen Arbeitstag haben.
- Der Vater muss beim Standesamt die Vaterschaft des toten Kindes beantragen.

Nur wenn alle drei Bedingungen erfüllt sind, kann das totgeborene Kind nach seiner Geburt den Namen des Vaters erhalten.

3.3 Verlust des Kindes in der Frühschwangerschaft

Während der Schwangerschaft sterben die meisten Kinder in den ersten 12 SSW. Es liegt wesentlich dran, dass in diesen Wochen die Organe angelegt werden. Daher wird diese Zeit in der Medizin auch „Organogenese" genannt. Wenn in dieser Zeit aus irgend einem Grund ein Organ nicht bzw. nicht in rechter Weise angelegt wird, ist das Kind meist nicht lebensfähig. Die Natur macht hierbei einen Art Selbsttest. Wenn bis zur 12. SSW klar ist, dass das Kind nicht lebensfähig ist, wird dies vom Körper der Mutter erkannt und das Kind abgestoßen. Der Körper der Mutter nimmt keine Schwangerschaft an, bei der zu diesem Zeitpunkt schon klar ist, dass es kein lebensfähiges Kind ist.

Wurde bei Ihnen im frühen Stadium der Schwangerschaft (bis ca. 14. SSW) der Tod Ihres Kindes festgestellt, so kann noch wenige Tage gewartet werden, ob Ihr Kind natürlich abgeht. Es ist in jedem Fall dringend anzuraten, anschließend eine Ausschabung vornehmen zu lassen, denn wenn die Plazenta nicht vollständig mit abgegangen ist können kleine Reste innerhalb von wenige Monaten bösartigen Krebs verursachen. Meist treten anhaltende Blutungen auf. Es kann jedoch auch zu Blutvergiftung und Sterilität kommen. Daher sollte der Gang zum Frauenarzt nach einem frühen Verlust eines Kindes auf jeden Fall erfolgen.

Sind noch Reste der Plazenta oder gar noch das Kind in der Gebärmutter, so gibt es grundsätzlich zwei Methoden: Ausschabung und Absaugen. Beide werden unter kurzer Vollnarkose durchgeführt. In beiden Fällen bleibt das Kind nicht unversehrt. Es kann daher nicht angesehen werden.

Meist wird eine Ausschabung (lat. Abrasio) vorgenommen. Hierzu wird der Frau zunächst eine Tablette oder ein Zäpfchen in die Scheide eingeführt und vor den Muttermund platziert. Der Wirkstoff führt dazu, dass sich dieser öffnet. Der Frauenarzt führt dann ein löffelartiges Instrument in ihre Gebärmutter ein und schabt diese aus.

Beim Absaugen führt der Frauenarzt ein Röhrchen in die Gebärmutter ein, das an einen Absauger angeschlossen ist. Damit wird das Gewebe abgesaugt.

Beide Eingriffe bedeuten für die meisten Frauen keine größere körperliche Belastung. Viele von ihnen können nach wenigen Stunden nach dem Erwachen aus der Narkose nach Hause gehen.

Bei vielen Frauen ist zu beobachten, dass sie die Zeit in der Klinik mit der Haltung erleben, Augen zu und durch. Sie leben in der Hoffnung und Vorstellung, dass das alles nur ein böser Traum ist, aus dem sie nur erwachen müssten. Wenn sie zu Hause wären würden sie schon aufwachen und die Schwangerschaft fortsetzen. Sie tun sich sehr schwer, die Realität anzuerkennen.

Sind sie aus der Klinik entlassen, so dämmert es ihnen nach Tagen, dass es doch kein böser Traum war, sondern harte Wirklichkeit. Sie haben sich nun mit der Tatsache auseinanderzusetzen, dass sie nicht mehr schwanger sind, dass ihr Kind gestorben ist. Dies ist ein schmerzreicher, aber unausbleiblicher und wichtiger Prozess.

Gegenüber den anderen Frauen, denen ihr Kind nach der 14. SSW gestorben ist, fehlen ihnen sämtliche direkte Erinnerungen an ihr Kind:

- Sie haben kein Bild von ihrem Kind, vielleicht nur ein Ultraschallbild.
- Sie haben keine Fuß- und Handabdrücke ihres Kindes.
- Sie konnten ihr Kind nicht sehen, nicht kennen lernen und damit auch schwer verabschieden.
- Sie konnten ihr Kind nie in den Arm nehmen.

Für sie war ihr Kind nie mit den Fingern greifbar. Sie sahen es nur auf dem Ultraschall. Sie haben den Vorgang der Entfernung des Kindes nicht bewusst miterlebt. Ihnen fehlt daher das bewusst erlebte Ende der Schwangerschaft. Dies kann ihren Trauerprozess erschweren.

Frauen, denen ihr Kind sehr früh während der Schwangerschaft gestorben ist, erfahren weniger Verständnis für ihre Trauer. Ihnen wird weniger Trauer zugestanden. Sie sollen schon nach wenigen Tagen oder Wochen wieder „funktionieren" und wieder ganz die „Alte" sein. So berichten Frauen von verletzenden Äußerungen wie diesen:

Na ja, es war ja noch kein Kind.

Besser so früh, als zum Geburtstermin.

Sowas wird auch noch beerdigt, früher hat man Sowas im Krankenhaus entsorgt.

Bis zur 12. SSW ist es doch noch kein richtiges Kind. Man ist in der Zeit doch noch nicht schwanger.

(beim Verlust in der 26. SSW): Das war doch noch kein Kind, sondern nur ein Zellhaufen.

(2 Tage nach der Fehlgeburt): Na, hast Du Dich wieder gefangen?

(3 Wochen nach der Ausschabung fragte mein Mann): Warum heulst du denn immer noch deswegen?

(8 Wochen nach dem Tod meines Sohnes): So, jetzt geht es ihnen also wieder gut! ! !

Diesen Menschen ist nicht klar, dass mit dem frühen Tod Ihres Kindes sich Ihr Leben geändert hat. Sie können nie wieder die „Alte" sein. Sie haben etwas Schmerzreiches erlebt, das Sie nie vergessen werden.

Bestattung von Kindern, die in den ersten 12 SSW verstorben sind

Für die Bestattung der sehr früh während der Schwangerschaft verstorbenen Kinder ist das Bestattungsrecht des jeweiligen Landes (siehe Kapitel 6: Ihre Rechte) zu berücksichtigen. So muss hierfür z. B. in Bremen und Thüringen für die Bestattung nachgewiesen werden, dass das Kind die 12. SSW vollendet hatte. Um dennoch sein sehr früh verstorbenes Kind bestatten zu können besteht die Möglichkeit, mit dem Kind in ein anderes Bundesland zu fahren. Es muss hierfür kein Bestatter beauftragt werden. Sie selbst dürfen es transportieren.

Bisherige Petitionen an alle Bundesländer, dass alle während der Schwangerschaft verstorbenen Kinder gemäß der Würde des Menschen bestattet werden, auch wenn die Eltern nicht ausdrücklich eine Einzelbestattung wünschen, brachte bislang keinen Erfolg. Der jeweils aktuelle Stand ist im Internet nachzulesen unter: www.kg.sgkg.de/aktionen/petition

3.4 Geburt des toten Kindes (ab 12. SSW)

Zwischen der 12. und 14. SSW befindet sich der Übergang zwischen Ausschabung und eingeleiteter Geburt eines toten Kindes. Die Grenzen sind fließend, da verschiedene medizinische Gründe für die Wahl der Methode entscheidend sein können. So wird bei keiner Frau, die in der 14. SSW mit starken Blutungen in die Klinik kommt und der Tod des Kindes festgestellt wird, die Geburt eingeleitet. Hier muss sofort die Blutung gestoppt werden. Mit einer eingeleiteten Geburt verstreicht wertvolle Zeit, in der die Frau weiter ausblutet. Daher wird in solchen Fällen auch in der 14. SSW eine Ausschabung vorgenommen, damit die Blutung rasch aufhört.

In gleichem Zusammenhang ist zunächst auch die Frage zu verstehen, ob nach der Bestätigung oder Feststellung des Todes des Kindes sofort gehandelt werden soll. Bei starken Blutungen muss unverzüglich gehandelt werden, um Gefahr für Gesundheit und Leben der Mutter abzuwenden.

Liegt keine starke Blutung vor, so kann Ihnen meist die Entscheidung überlassen werden, ob Sie noch für einige Tage nach Hause gehen wollen um sich gefühlsmäßig auf die Geburt Ihres toten Kindes vorzubereiten, oder ob Sie sogleich die Geburt Ihres Kindes eingeleitet wissen möchten. Bei einer Umfrage entschieden sich je ein Drittel der befragten Frauen für den einen bzw. den anderen Weg, ein Drittel der Frauen beantwortete diese Frage nicht. Es ist somit gleichgültig, wie Sie sich entscheiden. Sie entscheiden wie viele andere Frauen auch.

Ich hatte Zwillinge. Unsere Kleine ist in der 28. SSW in meinem Bauch gestorben und ich trug sie noch 6,5 Wochen in mir. Es war gar kein Thema, dass es so sein müsse, damit ihre Schwester noch längere Zeit in meinem Bauch sein konnte.

Sollte Ihnen der Arzt diese Frage nicht stellen, Ihnen aber diese Entscheidung wichtig sein, so sagen Sie dem Arzt Ihre Bedürfnisse.

Es macht zum Beispiel wenig Sinn, wenn die eingesetzten Medikamente eine Geburt herbeiführen sollen, während Sie Ihr totes Kind noch behalten wollen. Chemie kämpft dann gegen Ihre Gefühle an. Dies führt zu einer unnötig langen Phase der Geburtsvorbereitung. So wird sich zum Beispiel Ihr Muttermund nur sehr spät öffnen. Dies kann vermieden werden, wenn Sie sich Ihre Empfindungen bewusst machen und diese dem Arzt mitteilen.

Wenn Sie sich noch einige Tage Zeit bis zur Geburt gönnen, so haben Sie die Möglichkeit, sich physisch und psychisch auf die Geburt vorzubereiten. Hierzu gehören:

Geburtsvorbereitungskurs – Wenn Sie noch nicht in einem Geburtsvorbereitungskurs sind, dann können Sie als Quereinsteigerin an einigen Treffen teilnehmen. Einige Hebammen bieten auch sogenannte „Crash-Kurse" an, in denen in kompakter Form alles Wichtige und um die Geburt vermittelt wird. Achten Sie darauf, dass der Kurs nicht größer als 10 Schwangere ist. Nach Hebammen-Gebührenverordnung (HebGV) dürfen Hebammen nicht mehr Schwangere in einen Geburtsvorbereitungskurs nehmen. Sollte Ihnen ein größerer Kurs angeboten werden, so lehnen Sie mit einem Verweis auf die HebGV dankend ab.

Vor- und Nachsorge – Klären Sie im Vorfeld ab, ob die Hebamme neben der Vorsorge bei Ihnen auch die Nachsorge übernimmt. Sollte dies nicht der Fall sein, so sollten Sie eine andere Hebamme nehmen.

Hebamme bei Geburt anwesend – Klären Sie im Vorfeld ab, ob bei der Geburt eine Hebamme anwesend sein wird. Wenn Ihnen das nicht zugesichert wird, dann sollten Sie sich für eine andere Frauenklinik entscheiden, sofern Sie die Wahl haben.

Dass hier die Position der Hebamme so stark herausgehoben ist, hängt damit zusammen, dass alles und um die normale Geburt Aufgabe der Hebamme ist. Sie ist in erster Linie die Ansprechpartnerin. Nur bei regelwidrigen Geburten oder auf Wunsch der Mutter muss sie einen Arzt mit hinzuziehen. Arzt oder Ärztin haben hingegen die Pflicht, bei einer Geburt eine Hebamme hinzuzuziehen, sofern sie nicht selbst eine Ausbildung als Hebamme oder Entbindungspfleger haben, was nur sehr selten der Fall ist.

Einige verwaiste Frauen haben den dringenden Wunsch, ihr totes Kind durch einen Kaiserschnitt zu gebären. Viele Frauen, die wie Sie in dieser Situation waren, war es ein schrecklicher Gedanke, ihr totes Kind gebären zu müssen. Sie wollten ihr Kind durch Kaiserschnitt zur Welt bringen. Wie eine Umfrage zeigte, waren im Nachhinein alle Frauen, die ihr Kind geboren hatten, darüber froh, dass sie diesen Weg genommen hatten. Bis auf eine Frau würden im Wiederholungsfall auch alle Frauen mit Kaiserschnitt beim nächsten Mal die Geburt wählen. Dies mag Ihnen im Augenblick vor der Geburt Ihres toten Kindes eigenartig vorkommen. Ich kann Ihnen nur ans Herz legen: Lassen Sie sich auf die Erfahrungen dieser Frauen ein, die vor Ihnen diesen schweren Weg gegangen sind.

Ich glaube, man versteht erst hinterher, warum das aktive Gebären des Kindes so wichtig ist. Vorher fand ich den Gedanken auch schrecklich.

Es ist ein kleines Muttergefühl, dieses Kind auf die Welt zu bringen.

Ich fand es auch immer schrecklich, aber jetzt bin ich froh, dass ich das für Larissa tun konnte und sie mit meiner Hilfe auf die Welt kam. Auch wenn meine Tochter tot ist, ich bin so unsagbar stolz auf mein kleines Mädchen.

Ich hätte alles getan um einen Kaiserschnitt zu bekommen. Heute bin ich auch sehr froh darüber, dass ich meine Tochter normal geboren habe!

Ich bin sehr froh, die Kinder geboren zu haben bei vollem Bewusstsein und nicht umnebelt von Vollnarkose o. ä. Ich würde von meinen eigenen positiven Erfahrungen berichten (selbst wenn ich nie ein lebendes Kind würde bekommen können, so hätte ich doch das Erlebnis einer Geburt, das mir keiner mehr nehmen kann, incl. des stolzen Gefühls, Mutter zu sein.)

Zunächst wird eine Hormon-Tablette so in die Scheide eingeführt, dass sie vor dem Muttermund liegt. Der Wirkstoff Prostaglandin führt dazu, dass der Muttermund „reift", d. h. weich wird, damit er sich leichter öffnen kann. Ist dieser weit genug offen, so werden mit Oxytocin die Wehen eingeleitet. Rhythmisches Zusammenziehen der Gebärmutter (Wehen) öffnen den Muttermund vollständig, so dass das Kind durch den Geburtskanal geboren werden kann.

Wenn die Wehen stärker werden, sollten Sie in einen Kreißsaal gebracht werden. Hier werden Sie gegebenenfalls nach der gewünschten Position für die Geburt gefragt. Heute haben die meisten Kreißsäle ein reichhaltiges Angebot. Es sind dies:

- das Bett, meist so einstellbar, so dass sich die Gebärende darauf wohl fühlt
- an der Sprossenwand stehend oder in Hocke an Gummibändern stehend oder in Hocke
- auf einem Gebärhocker
- in der Gebärwanne

Wie Wellen kommen und gehen die Wehen. Steht die Geburt Ihres toten Kindes unmittelbar bevor , sollten Sie die für Sie angenehmste Haltung eingenommen haben.

In der Endphase der Geburt soll die Mutter in der Phase der stärkeren Wehen kräftig mitpressen, während sie mit Nachlassen der Wehe auch sich in ihrer Anstrengung zurücknehmen soll um wieder Kraft für das nächste Pressen zu schöpfen. Dabei spielt die Atmung eine wichtige Rolle. Die Hebamme wird Ihnen hierzu die notwendige Hilfestellung geben.

Dann folgt der befreiende Durchbruch. Ihr Kind ist geboren.

Sie sind Mutter, Mutter eines toten Kindes, aber Mutter! Als solche dürfen Sie sich auch fühlen. Darauf dürfen Sie auch stolz sein.

In gleicher Weise natürlich auch Ihr Mann. Er ist nun Vater. Sie sind nun eine Familie, auch wenn es Ihr erstes Kind ist und dieses Kind tot ist.

Es folgen nun das Abnabeln und Ausstoßen der Nachgeburt.

Wenn es Sie interessiert, zeigt Ihnen die Hebamme die Änderung der Plazenta. Wie ein Baum, ein Lebensbaum, verästelt sie sich vom Stamm ausgehend über die gesamte Plazenta.

Besonders in der ersten Hälfte der Schwangerschaft kommt es immer wieder vor , dass die Plazenta nicht vollständig ausgestoßen wird. Sie hat Löcher, ist zerrissen, zerklüftet oder aufgeraut. Es haften noch Reste an der Gebärmutter. Diese müssen durch eine Ausschabung mechanisch entfernt werden, damit sich die Gebärmutter gut zurückbilden kann. Diese Ausschabung gleicht dem Vorgang, der im vorhergehenden Kapitel beschrieben ist.

Alle weiteren Schritte sind im Kapitel „Erinnerungen schaffen" beschrieben.

3.5 Kaiserschnitt

Es kann medizinische Gründe geben, die einen Kaiserschnitt sinnvoll oder notwendig machen. Unbegründet sollte kein Kaiserschnitt durchgeführt werden. Es sprechen zu viele Gründe dagegen:

- Ein Kaiserschnitt ist für die Frau körperlich schwerer zu verkraften.

- Er birgt ein höheres Risiko für die Mutter als die Geburt.
- Die Mutter wird um das Geburtserlebnis gebracht und hat es in der Verarbeitung des Geschehenen schwere , weil sie eine Erinnerungslücke hat.
- Die Mutter hat es in der Trauerarbeit schwere , da sie um das Geburtserlebnis gebracht wird.
- Sie kann nur sehr schwer ihr eigenes Kind annehmen, da ihr ein Kind überreicht wird, zu dem sie keinen Bezug hat. Zudem ist das Kind bereits erkaltet, wenn die Mutter aus der Narkose erwacht.

Nach einer Umfrage unter verwaisten Müttern wollen 64 % der Frauen, die durch einen Kaiserschnitt ihr totes Kind geboren hatten, im Wiederholungsfall eine normale Geburt . Keine der Mütter mit normaler Geburt will einen Kaiserschnitt. Hierzu einige verwaiste Mütter:

Es ist besser, das Kind so zu gebären, man kann dann besser Abschied nehmen.
Die Geburt ist eine Zeit, die man sehr intensiv mit dem Kind verbringt. Mutter und Kind sind verbunden, es ist die einzige Gelegenheit, dem Kind noch einmal unendlich nahe zu sein.
Dieses Erlebnis wird die intensivste Erinnerung an dieses Baby bleiben.
Eine natürliche Geburt ermöglicht es, das Kind zu begrüßen (ohne Narkosemittel). So bleibt mehr Zeit für das Kind. Man kann sich nur von etwas verabschieden, das man begrüßt hat.
Die Geburt war ein wesentlicher Bestandteil meiner Trauerarbeit.
Ich war und bin stolz auf diese Geburt. Für mich gehörte es dazu, die Schwangerschaft natürlich auch zu beenden.
Der schönste Augenblick ist für jede Mutter, egal ob das Kind lebt oder tot ist, der Moment, in dem das Kind aus dem Bauch gleitet. Jede Mutter ist dann stolz, „es" geschafft zu haben. Die körperlichen Strapazen sind erst einmal vorbei und der Körper hat gute Arbeit geleistet. Diesen schönen Augenblick sollte sich die Frau nicht vorenthalten.

Darüber hinaus stellt medizinisch nicht gerechtfertigter Kaiserschnitt für die Frau ein höheres gesundheitliches Risiko dar, als eine natürliche Geburt, auch eine Stillgeburt: Eine im US-Bundesstaat Massachusetts durchgeführte Studie untersuchte 250.000 Geburtsverläuft der Jahre 1998 bis 2003. Danach mussten etwa 20 von 1.000 Frauen nach einem Kaiserschnitt ohne medizinische Notwendigkeit zur medizinischen wieder aufgenommen werden. Die häufigsten Komplikationen waren Infektionen und Wundheilungsstörungen, so der Bericht. - Nach normal verlaufenden Geburten war dies dagegen nur bei 7,5 von 1.000 Frauen der Fall.

3.6 Kurz nach der Geburt verstorben

Mutter und Vater, Geschwisterkinder und Großeltern, Hebammen und Ärzte waren froh. Der neue Erdenbürger war geboren.

Wie sie nun erfahren haben, hatte es ihr Kind damit nicht geschafft. Es gab für ihr Kind noch eine große Hürde, die es nicht mehr geschafft hat. Hierzu einige Beschreibungen der möglichen Situationen:

Sie wussten schon seit der Schwangerschaft, dass mit dem Kind etwas nicht in Ordnung ist. Es war so schwer krank, dass es die Geburt nicht lange überleben würde. Trotzdem hatten sie sich für ihr Kind entschieden. Sie nutzten die ihnen gegebene Zeit und sogen jeden Augenblick wie einen trockenen Schwamm in sich auf. Jede Sekunde wollten sie ganz bewusst mit ihrem Kind erleben. Es würde die einzige Zeit sein, in der sie das Kind lebend erfahren. Schließlich starb das Kind.

Die Ärzte machten sich nach der Geburt Sorgen um das Weiterleben des Kindes. Das Kind war noch zu klein. Es musste in den Brutkasten. Die Eltern hatten Hoffnung, dass ihr Kind überlebt. Sie beteten, dass es weiterleben darf. Der Zustand verschlechterte sich. Die Hoffnung sank. Schließlich starb das Kind.

Die Ärzte stellten etwas Besorgniserregendes fest. Zur Abklärung wurde das Kind in eine Fachklinik verlegt. Sie machten sich Sorgen, lebten jedoch in der Hoffnung. Die Eltern waren jede freie Minute bei ihrem Kind. Der Zustand verschlechterte sich. Die Sorge wuchs. Schließlich starb das Kind.

Alles ging gut. Es gab keine negativen Vorzeichen. Die Eltern wurden vielleicht schon mit dem Kind nach Hause entlassen. Alle Menschen freuten sich an dem Kind. Ohne jede Ankündigung und ohne Vorzeichen lag das Kind tot im Bett. „Plötzlicher Kindstod" wurde als Begründung genannt.

Die einzelnen Phasen der hier beschriebenen Möglichkeiten können unterschiedlich lang sein. Bei den einen sind es Minuten und Stunden. Bei anderen sind es Wochen und Monate. Am Ende haben die Eltern immer ihr Kind tot in den Händen.

Wenn Sie zu diesem Personenkreis gehören, so gilt für Sie grundsätzlich: Ihr Kind ist eine sogenannte „Lebendgeburt". Das heißt, Ihr Kind kam lebend zur Welt. Selbst wenn nach dem Durchtrennen der Nabelschnur Ihr Kind nur einen einzigen Atemzug oder einen Pulsschlag gemacht hat, so hat es getrennt von der Mutter gelebt. Dies ist die Grundlage für die Zuordnung als Lebendgeburt. Das Gewicht Ihres Kindes, die Anzahl der SSW oder sonst eine Größe ist hierbei völlig unwichtig. Ihr Kind hat getrennt von der Mutter gelebt und gilt daher juristisch als „Lebendgeburt".

Sie haben damit die Pflicht, Ihr Kind zu bestatten. Hierfür müssen Sie einen Bestatter beauftragen.

Ihr Kind wird mit Namen in das Geburtenbuch und in das Stammbuch eingetragen.

Sie haben Anspruch auf Mutterschutz.

3.7 Schwangerschaftsabbruch

Die Frage nach einem Schwangerschaftsabbruch (SSA) wird aus sehr unterschiedlichen Gründen gestellt. Rechtlich wird in Deutschland hierzu unterschieden zwischen:

- sozialer Indikation
- medizinischer Indikation
- kriminologischer Indikation

Nur aus diesen Gründen darf in Deutschland straffrei ein SSA durchgeführt werden. Auf diese drei Indikationen wird nachfolgend näher eingegangen. Da bei der „medizinischer Indikation" die Gefährdung von Gesundheit und Leben der Mutter seltener vorkommt und hierbei die Entscheidung meist klar ist, wird nachfolgend nur auf die Gesundheit des Kindes eingegangen. Alle anderen Situationen werden unter „Andere Gründe" zusammengefasst.

3.7.1 Soziale Indikation

Mit „sozialer Indikation" ist SSA in den ersten 12 SSW gemeint, der aus sozialen Gründen heraus vorgenommen wurde.

- Die Mutter wird vom Kindsvater erpresst. „Entweder du machst das Kind weg, oder ...", beginnen meist diese Sätze. Meist wird mit dem Ende der Beziehung gedroht, manchmal auch mit Mord.
- Die Mutter findet in ihrem sozialen Umfeld zu wenig Unterstützung für ihr Kind. Von allen Seiten wird ihr zum SSA geraten, weil sie zu jung oder zu alt ist, weil sie noch in der Ausbildung ist oder unverheiratet, weil sie schon lebende Kinder hat, ...
- Die Mutter erkennt, dass ein SSA die falsche Lösung ist, aber ebenso auch die Fortsetzung der Schwangerschaft. Sie befindet sich im Schwangerschaftskonflikt und sieht sich in der Wahl zwischen zwei falschen Lösungen.
- Die Mutter sieht keine Möglichkeit, dem zu erwartenden Kind eine gute Mutter zu sein, eine glückliche Kindheit zu geben, eine Familie als Zuhause zu schenken, ... oder fühlt sich einfach überfordert.

Wenn Sie zu dieser Personengruppe gehören, sind Sie in Deutschland vor dem SSA zu einem Beratungsgespräch in einer der Beratungsstellen gesetzlich verpflichtet. Nur mit dem dort erhältlichen Beratungsschein können Sie straffrei einen SSA durchführen lassen. Weitere Informationen zur Schwangerschaftskonfliktberatung finden Sie im Kapitel 2.6.4 „Hilfen bei der Entscheidungsfindung".

Nutzen Sie diese Gelegenheit. Nicht umsonst prägte der Volksmund den Spruch:

Lieber ein Kind auf dem Kissen, als ein Kind auf dem Gewissen.

3.7.2 Pränatale Diagnostik

Pränatale Diagnostik (PND) ist im Grunde jede vorgeburtliche Untersuchung des Kindes. Schon der einfach Untraschall gehört mit dazu. Dabei wird PND so dargestellt, als würde es der Gesundheit des Kindes dienen. Dies ist faktisch falsch.

PND ist eine vorgeburtliche Untersuchung mit dem Ziel der Feststellung, ob das heranwachsende Kind bestimmte genetisch Abweichungen aufweist, z.B. Trisomie 13, 15, 17, 21. PND kann nicht feststellen, ob das ungeborene Kind genetisch gesund ist, sondern ob es bestimmte genetische Abweichungen, auf die hin gezielt untersucht wird, besitzt. Es ist zu viel Arbeits- und Kostenaufwand, auf die rund 3.000 genetischen Erkrankungen hin zu untersuchen. Daher werden nur die häufigsten bzw. die zu erwarteten (z.B. durch erbliche Vorbelastung) genetischen Krankheiten untersucht.

Die Aussage einer PND kann somit nur lauten: „Ihr ungeborenes Kind hat diese und jene genetische Veränderung nicht.“ Es kann nie lauten: „Ihr ungeborenes Kind ist genetisch gesund.“

Wird bei der PND festgestellt, dass eine genetische Erkrankung vorliegt, haben Sie die Entscheidung zu fällen, was Sie mit dieser Information anfangen. Ihnen stehen hierbei zwei Wege offen: Entweder Sie entscheiden sich für das Kind oder gegen das Kind. Eine andere Möglichkeit gibt es in dieser Situation nicht.

In dieser Situation besitzen Sie in Deutschland seit 1992 Rechtsanspruch auf eine fachkundige Beratung. Hierfür gibt es in den meisten Schwangerschaftskonfliktberatungsstellen eigens ausgebildete BeraterInnen, die mit Ihnen zunächst mal den Aussagegehalt der PND besprechen und Ihnen verständlich machen, was dieser besagt. In den meisten größeren Städten gibt es HumangenetikerInnen, die Ihnen auch die Aussage der PND verständlich erklären.

Weitere Infos hierzu finden Sie im Kapitel 2.6.4 „Hilfen zur Entscheidungsfindung“

Nur wer versteht, was dieses konkrete Ergebnis besagt,
kann auch eine für ihn tragfähige Entscheidung fällen.

3.7.3 Andere Gründe

Die anderen Gründe umfassen Gewalt gegen Frauen und Gefahr von Leben und Gesundheit der Mutter.

- Die Frau wurde vergewaltigt oder sexuell missbraucht. Sie war nie positiv dieser Schwangerschaft gegenüber eingestellt, besaß auch nie eine positive Beziehung zum Kindsvater.
- Aus irgendeinem Grund besteht im Falle des Fortbestehens der Schwangerschaft Lebensgefahr für die Mutter. Diese Gefahr ihres Lebens kann nur durch einen SSA abgewendet werden.
- Es besteht Lebensgefahr für die Mutter, die jedoch nur abgewendet werden kann, wenn sie nicht schwanger ist, z.B. bei Krebs, der zuerst operativ angegangen und anschließend noch mit einer Chemotherapie bekämpft werden muss.

Um aus kriminologischen Gründen einen SSA durchführen zu dürfen, muss eine Anzeige bei der Polizei vorliegen.

Eine Gefährdung Ihres Lebens bescheinigt Ihnen Ihr behandelnder Arzt.

3.7.4 Hilfen zur Entscheidungsfindung

Die Nummer 1 bei der Entscheidungsfindung sind die Schwangerschaftskonfliktberatungsstellen. Sie gibt es flächendeckend in Deutschland von verschiedenen Trägern (pro familia, Diakonie, Donum vitae). Neben diesen Beratungsstellen, die auch den Beratungsschein ausstellen, gibt es mancherorts auch Beratungsstellen in katholischer Trägerschaft (Caritas, Sozialdienst katholischer Frauen (SkF)), die zwar auch beraten, aber seitens der Kirchenleitung seit 2001 keinen Beratungsschein ausstellen dürfen.

Alle diese Beratungsstellen haben die Verpflichtung, ergebnisoffen zu beraten. Sie haben sie weder in die eine noch in die andere Richtung zu beeinflussen. Es ist aber deren Pflicht, Ihnen Wege aufzeigen, damit das Kind leben kann. Die letztendliche Entscheidung haben jedoch Sie zu treffen.

Damit es ein für Sie gutes und hilfreiches Beratungsgespräch wird, einige Punkte, auf die Sie achten sollten.

- Werden Sie sich schon vor dem Beratungstermin bewusst, was Sie brauchen bzw. welche Voraussetzungen geschaffen sein müssen, damit Ihr Kind leben kann.
- Sagen Sie klar Ihre Wünsche.

- Wenn Ihr dominierender Partner Sie zu dem Beratungsgespräch begleitet und nicht oder unzureichend zu Wort kommen lassen, so bitten Sie die Beraterin um ein 4-Augen-Gespräch.
- Wenn Sie mit einer Beratung nicht zufrieden sind und Ihr Kind behalten wollen, scheuen Sie sich nicht, eine andere Beratungsstelle aufzusuchen.

Sollten Sie sich in Ihrer Entscheidung trotz Schwangerschaftskonfliktberatung nicht ganz sicher sein, so kann ich Ihnen folgende Internetseiten für weitere Informationen sehr empfehlen:

www.nachabtreibung.de und und www.schwanger-in-not.de

Für Frauen nach einem SSA stehen Foren zur Verfügung unter:

www.nachabtreibung.de und http://www.meinforum.de.gg

Des weiteren gibt es noch die Domain: www.1ssk.de mit Infos und Umfragen zum Schwangerschaftskonflikt und SSA.

3.7.5 Trauer um ein abgetriebenes Kind

Die meisten Menschen vertreten die Meinung, dass niemand sein Kind liebe, der sein Kind abtreibt. Diese Menschen können sich nicht vorstellen, dass die Mutter auch um ihr abgetriebenes Kind trauern kann. Sie gestehen es ihnen nicht zu. Dabei hat eine Umfrage unter Frauen mit SSA ergeben, dass drei von fünf Frauen gerne ihr abgetriebenes Kind bestattet hätten, wohingegen zwei von fünf Frauen diesen Wunsch nicht hatten.

Eine in den USA durchgeführte Studie belegt, dass alle Frauen 5 – 10 Jahren nach dem SSA Trauer empfinden und Verlustgefühle haben. Gleiches wurde auch in Dänemark festgestellt.

Wenn Sie nach dem SSA um Ihr Kind trauern, so ist dies eine ganz normale Reaktion. Sie brauchen sich damit keine Sorgen zu machen, dass Sie verrückt sein müssten. Sie empfinden wie viele andere Frauen. Vertrauen Sie Ihren Gefühlen. Sie sind richtig. Sie täuschen Sie nicht.

3.7.6 Druchführung des SSA

Grundsätzlich ist zwischen einem frühen und einem späten SSA zu unterscheiden. Der frühe SSA erfolgt bis Ende der 12. SSW, das sind 14 Wochen nach der letzten Periode. Die Ausführung des SSA erfolgt zwischen der frühen und späten SSA so unterschiedlich, dass es wert ist, beide Verfahren kurz darzustellen.

Früher SSA (bis zur 12. SSW)

Ein früher SSA wird durchgeführt wie eine Ausschabung (s. o.).

Um der Mutter jede Erinnerung an den Vorgang zu nehmen, wird sie hierzu meist in eine kurze Vollnarkose versetzt. Dies soll auch dazu dienen, dass die Mutter dies psychisch leichter verarbeitet.

Einige Frauen wollen den SSA bewusst erleben. Die Gründe hierfür sind sehr unterschiedlich und können sich auch vermischen:

- Für manche Frauen ist das bewusste Miterleben des SSA eine Art Selbstbestrafung. Sie sehen es als Fehler (Sünde) an und wollen es zur eigenen Bestrafung bewusst erleben, bewusst erleiden.
- Andere Frauen tun sich schwer damit, sich durch eine Vollnarkose einem anderen Menschen völlig auszuliefern. Sie wollen gerade auch bei einem solch peinlichen Vorgang eines SSA die Kontrolle über sich behalten.
- Einige Frauen hatten mit Vollnarkosen schlechte Erfahrungen gemacht. Ihnen wurde danach sehr übel. Eine Wiederholung dessen wollen sie nun vermeiden.

Sie können bei einem guten Arzt selbst bestimmen, ob Sie die Vollnarkose haben wollen oder eine Lokalanästhesie. Dies sollten Sie bei der ersten Kontaktaufnahme mit dem Arzt bereits besprechen, wenn es Ihnen wichtig ist.

Später SSA (nach der 12. SSW)

Ein später SSA erfolgt wie eine durch Medikamente eingeleitete Geburt. Hierzu werden der Mutter Tabletten oder Zäpfchen in die Scheide eingeführt und vor den Muttermund platziert. In diesen sind Prostaglandine enthalten, die zur Wehentätigkeit führen.

Ist der Muttermund für die Geburt ausreichend offen, wird ggf. der Wehentropf unterstützend eingesetzt. Durch diese intravenöse Zugabe von Oxytocin werden die Wehen eingeleitet. Damit drücken Muskelspannungen das Kind durch den Geburtskanal nach draußen. Eine Schmerzbekämpfung erfolgt wie bei einer normalen Geburt. Im Wesentlichen läuft alles Weitere ab wie bei einer normalen Geburt.

Seit 1.8.2007 haben Frauen in Deutschland die Möglichkeit, die Geburt auch von einer Hebamme begleiten zu lassen. (siehe: „Begleitung durch eine Hebamme“)

In Einzelfällen kommt es bei sehr späten SSA (nach der 18. SSW) vor , dass das Kind nach dem Durchtrennen der Nabelschnur noch einige Sekunden oder gar Minuten lebt. Es kann durchaus sinnvoll wie auch für den späteren Trauerprozess hilfreich sein, wenn Sie in diesem Fall Ihr noch lebendes Kind in den Arm nehmen und das Kind in Ihren Armen sterben darf.

Auch wenn Sie im Augenblick nach der Geburt Ihr Kind nicht sehen wollen, so macht es Sinn, von Ihrem Kind Fotos und Hand- und Fußabdrücke zu machen bzw. vom Personal oder Ihrem Partner machen zu lassen. Wenn Sie diese bei der Entlassung nicht mitnehmen wollen, können diese in Ihrer Akte abgelegt werden.

Sie haben damit die Möglichkeit, noch nach Monaten und Jahren Ihr Kind auf diesem Wege ein Stück weit kennen zu lernen.

In gleicher Weise macht es Sinn, Ihrem abgetriebenen Kind einen Namen zu geben. Damit haben Sie die Möglichkeit, es in Ihren Gedanken, Ihrem Tagebuch (und ggf. im Gespräch mit anderen Menschen) direkt anzusprechen. Sie müssen es nicht umschreiben. Sie können es eindeutig benennen.

Begleitung durch eine Hebamme

Seit 1.8.2007 haben Frauen mit einem SSA nach der 13. SSW

- nach Nr. 090 (Hilfe bei der Geburt eines Kindes im Krankenhaus)
- und Nr. 130 (Hilfe bei einer Fehlgeburt)

der Hebammengebührenverordnung (HGV) (siehe für beides unter Nr. 131) die Möglichkeit der kostenlosen Begleitung bei der **Geburt** bei einem späten SSA und/oder anschließener **Nachsorge** durch eine Hebamme. Sollte Ihre Hebamme diese Neuerung noch nicht kennen, so verweisen Sie diese auf diesen Link:

www.vdak.de/vertragspartner/sonstige-vertragspartner/hebammenhilfe/rahmenvertrag_anlage_1_20070724.pdf

Bestattung von Abgetriebenen Kindern

Nach dem SSA besitzen Sie die Möglichkeit, Ihr Kind zu bestatten. Es gab Ende 2007 noch 2 Bundesländer (Mecklenburg-Vorpommern und Sachsen-Anhalt), in denen per Bestattungsgesetz die Bestattung von abgetriebenen Kindern verboten ist, aber es gibt in diesen Ländern auch Friedhöfe, die eine Bestattung auch bei abgetriebenen Kindern vornehmen.

In Bremen, Sachsen und Thüringen verbietet das Bestattungsrecht die Bestattung von Kindern, die in den ersten 12 SSW verstorben sind. Dazu gehören auch alle in diesem Zeitraum abgetriebenen Kinder.

In allen übrigen Bundesländern spricht rechtlich nichts gegen eine Bestattung von abgetriebenen Kindern.

Sollten Sie den dringenden Wunsch haben, Ihr abgetriebenes Kind zu bestatten, so sollten Sie wie folgt vorgehen:

1. **Teilen Sie Ihren Wunsch dem Arzt mit**

   Sagen Sie dem Arzt, der den SSA vorgenommen hat, dass sie Ihr Kind bestatten wollen. Er möge es bitte gesondert aufbewahren, bis sie es abholen. Auch wenn Sie für diesen Wunsch schräg angeschaut werden sollten, so bleiben Sie bei Ihrem Wunsch. Nur wenn immer wieder der Wunsch nach Bestattung eines abgetriebenen Kindes durchgesetzt wird, kann sich bei den Ärzten ein Umdenkprozess erfolgen, wo dieser notwendig sein sollte.

   Es kann passieren, dass mit nachvollziehbaren wie auch mit aus der Luft gegriffenen Behauptungen versucht wird, Ihnen die Bestattung Ihres abgetriebenen Kindes auszureden. Hier einige Beispiele und dafür geeignete Antworten:

   a) „Mit dem SSA haben sie jeden Anspruch auf das Kind verloren."

   Dies ist eine reine aus der Luft gegriffene Schutzbehauptung. Sie ist durch kein Gesetz oder Vorschrift gestützt. Lassen Sie sich hierdurch nicht verunsichern. Sie als Eltern(teil) sind und bleiben die Verfügungsberechtigten. Der Arzt bzw. die Klinik besitzt nur Verwahrungsrecht. Diesen Unterschied stellt das Bayerische Bestattungsrecht (Artikel 6 Absatz 3 BestG) in aller Deutlichkeit heraus.

   b) „Die Herausgabe eines abgetriebenen Kindes ist verboten."

   Dies ist eine ähnliche Schutzbehauptung. Auch in den o.g. Bundesländern ist nur die Bestattung der abgetriebenen Kindern verboten, jedoch nicht die Herausgabe derer. Sie können hierbei argumentieren, dass sie um dieses Bestattungsverbot wissen, aber sie bestatten Ihr Kind in einem anderen Bundesland. Das ist nicht verboten.

   c) „Leichen dürfen nur einem Bestatter ausgehändigt werden."

   Diese Aussage stimmt. Eine Leiche ist jedoch ein Mensch, der als Lebendgeburt geboren wurde und danach starb oder der still geboren wurde und mindestens 500 Gramm wiegt. Stillgeborene Kinder mit weniger als 500 Gramm sind im juristischen Sinne keine Leichen. Daher kann Ihnen Ihr abgetriebenes Kind bedenkenlos mitgegeben werden, wenn es weniger als 500 Gramm wiegt.

   d) „Von einem Kind ist da nichts zu erkennen."

   Dies ist sachlich richtig. Für Sie ist und bleibt es trotzdem Ihr Kind. Verkohle Leichen aus einem Autowrack haben auch wenig Menschliches an sich und werden trotzdem bestattet. Sollte sich der Streit darauf entbrennen, ob es *Kind* oder *Gewebe* bezeichnet werden soll, so können Sie zwar in der Wahl der Begriffe nachgeben, beharren Sie aber weiterhin darauf, dass Sie das entfernte Gewebe beisetzen wollen.

2. **Teilen Sie es dem Friedhof mit**

   Nach einer im Jahre 2003 unter deutschen Friedhöfen stehen die meisten einer Bestattung abgetriebener Kinder offen gegenüber. 33 % der Friedhöfe lehnen dies jedoch ab. Daher ist es sinnvoll, dem Friedhof einfach nur zu sagen, dass Sie Ihr früh verstorbenes Kind bestatten wollen.

   In Bremen kann ein in den ersten 12 SSW abgetriebenes Kind nicht bestattet werden, weil die Friedhöfe für die Bestattung eines fehlgeborenen Kindes eine Bescheinigung der Klinik benötigen, dass das zu bestattende Kind die 12. SSW vollendet hat. Hier haben Sie über die Landesgrenze hinaus zu fahren, um dort auf einem Friedhof Ihr Kind zu bestatten.

   Es widerspricht keinem derzeit geltenden Gesetz, wenn abgetriebene Kinder auf dem eigenen Grundstück bestattet werden. Sollten Sie über ein eigenes Grundstück verfügen, so kann dies im Streitfall mit einem Friedhof eine Möglichkeit der Bestattung Ihres abgetriebenen Kindes darstellen. Bedenken Sie jedoch beim Grab, dass sie Ihr Kind tief genug bestatten, damit keine Katze, kein Hund oder anderes Tier die Witterung aufnimmt und Ihr Kind als seine nächste Mahlzeit wieder ausgräbt. Zur Sicherheit können Sie noch einen Stein auf den Sarg legen. Es kommt auf die Bodenbeschaffenheit an, wie tief Sie graben müssen.

3. Die Bestattung

Überlegen Sie sich, wen Sie bei der Bestattung Ihres abgetriebenen Kindes dabei haben wollen. Sollten Sie noch weitere Personen zur Bestattung Ihres abgetriebenen Kindes einladen wollen, so sind folgende Punkte zu bedenken:

a) Familienangehörige, Freunde, Arbeitskollegen

Sollten Sie sich für eine Bestattung entscheiden, bei der mehrere Personen anwesend sind, so kann die Frage wichtig werden, ob sie denen sagen, dass es Ihr abgetriebenes Kind ist. Sie können auch einfach nur sagen, dass Ihr Kind früh während der Schwangerschaft verstorben ist. Sie sollten nur darauf achten, dass alle bei der Bestattung Ihres Kindes anwesenden Personen die gleiche Information haben. Im anderen Falle kann dies später zu großen Peinlichkeiten führen.

b) SeelsorgerIn

Es kann auch in Betracht gezogen werden, ob Sie für die Bestattung Ihres abgetriebenen Kindes einen Seelsorger bzw. eine Seelsorgerin dabei haben wollen. Sollten Sie diesen Wunsch haben, so sollten Sie sehr gut überlegen, ob sie diesem erzählen, dass das zu bestattenden Kind ein abgetriebenes Kind ist. Nicht alle SeelsorgerInnen haben Verständnis für SSA, und dann noch eine Bestattung des abgetriebenen Kindes! Verständnisvolle und einfühlsame SeelsorgerInnen können die Situation jedoch auch gut in Worte fassen und Ihnen dadurch Trost spenden.

Sie haben die Möglichkeit, die Bestattung Ihres abgetriebenen Kindes ganz nach Ihren Wünschen und Bedürfnissen zu gestalten. Alle weiteren Punkte gleichen denen, wie bei einem fehlgeborenen Kind. Lesen Sie daher weiter im 5. Kapitel (Die Bestattung).

Wichtig!

Nicht alle SeelsorgerInnen haben Verständnis für einen SSA. Damit Sie keine dumme oder gar verletzende Reaktion von dieser Seite erleben, ist es angebracht, dass sie nur sagen, dass Ihr Ihr Kind sehr früh während der Schwangerschaft gestorben ist und nun den Wunsch der Bestattung besitzen. Sollte er nähere Angaben wissen wollen, so sagen Sie ihm nur den Namen des Kindes, das Datum des Todes, dass es weniger als 500 Gramm wog und dass alles so fürchterlich für Sie ist, dass Sie jetzt nicht darüber sprechen wollen. Alle diese Angaben sind wahr. Mehr Angaben braucht der Pfarrer nicht für eine Bestattung.

Paradoxien

Bei sehr späten SSA kann es zu juristischen Paradoxien kommen. Hierbei können bestehenden Gesetze im Widerspruch zueinander stehen. Ihre eindeutige Klärung kann weitreichende Folgen nach sich ziehen. Bevor ich jedoch in die Einzelheiten gehe, zunächst einige Fakten:

- Personenstandgesetz (PStG) ist Bundesrecht
- Bestattungsrecht ist Länderrecht
- Bundesrecht bricht Landesrecht

Paradoxie 1

Bei sehr späten SSA kann es vorkommen, dass das Kind über 500 Gramm wiegt. Damit es es nach der Definition des PStG eine Person. Es muss in das Geburtenbuch eingetragen und bestattet werden.

Die o.g. Bundesländer, in denen die Bestattung abgetriebener Kinder verboten ist, besitzen hier eine Gesetzeslücke. Abgetriebene Kinder, die mehr als 500 Gramm wiegen, sind nach dem PStG (Bundesgesetz) bestattungspflichtig. Das Landesrecht ist hier als untergeordnetes Recht außer Kraft gesetzt.

Paradoxie 2

Bei sehr späten SSA kann es vorkommen, dass das Kind nach dem Druchtrennen der Nabelschnur ein Lebenszeichen von sich gibt (selbständige Lungenatmung oder Herzschlag oder pulsierende Nabelschnur). Nach der Definition des PStG ist es damit eine Lebendgeburt und damit Person. Als solche muss sie in das Geburtenbuch eingetragen und bestattet werden.

Die o.g. Bundesländer, in denen die Bestattung abgetriebener Kinder verboten ist, besitzen hier eine Gesetzeslücke. Abgetriebene Kinder, die lebend geboren werden, sind nach dem PStG (Bundesgesetz) bestattungspflichtig. Das Landesrecht ist hier als untergeordnetes Recht außer Kraft gesetzt

Anmerkung:

Ob den Eltern es zuzumuten ist, ein abgetriebenes Kind bestatten zu müssen (so die Begründung der Länder), muss in gleicher Weise hinterfragt werden, wie es den Eltern zu verbieten. Hinterfragt werden muss auch das Verbot, ein abgetriebenes Kind in das Stammbuch einzutragen.

Die eigenen Wünsche der Eltern sollten auf jeden Fall respektiert werden. Sie sollten an erster Stelle stehen. Eine begrüßenswerte Lösung wäre, es den Eltern in jedem Falle freizustellen. Näheres hierzu im Kapitel 5.5 „Lösungen“.

4 Begrüßen, kennen lernen und verabschieden

Das Leben besteht aus einer Aneinanderreihung von Begegnungen. Einige Begegnungen dauern Jahre und Jahrzehnte. Andere Begegnungen sind nur kurz und einmalig. Hierzu gehört die Begegnung mit einem stillgeborenen Kind. Sie sollten im eigenen Interesse diese Chance nicht ungenutzt verstreichen lassen. Lernen Sie Ihr stillgeborenes Kind kennen.

4.1 Sehen und berühren

Entgegen der in England durchgeführten Studie, dass den verwaisten Müttern ihre toten Kinder nicht gezeigt und erst echt nicht in den Arm gelegt werden sollen, da dies traumatische Folgen nach sich ziehen könne, gaben weit über 90 %der verwaisten Mütter in einer Umfrage an, dass sie es für ihren Trauerprozess als sehr wichtig erachteten, ihre stillgeborenen Kinder gesehen und im Arm gehabt zu haben. Sie alle würden im Wiederholungsfalle ihr Kind wieder sehen und berühren wollen:

Mein Sohn ist das Schönste, was ich je in meinem Leben gesehen habe.

Ich muss mich verabschieden können.

Es war mir wichtig, mich von meinem Sohn zu verabschieden, zu sehen wem er wohl ähnlich sieht, und ob er friedlich gestorben ist.

Ich fand es unheimlich wichtig selbst zu sehen, dass es wirklich tot ist.

Neugier und Liebe: Wer möchte ein Geschenk Gottes nicht ansehen? Es waren mir 9 schöne Monate vergönnt worden.

Nur wen man begrüßt hat, kann man auch verabschieden. . Er war so wunderschön und sah so friedlich aus. Ich habe es genossen, ihn im Arm zu halten, ihn zu spüren und zu riechen.

Es war sehr wichtig, als Erinnerung und für die Trauerarbeit.

Sie war schließlich ein ganzer und heiler Mensch. Man konnte ihr auch ansehen, dass sie still und friedlich mit einem Lächeln eingeschlafen ist. Das macht ein gutes Gefühl.

Auch ich hatte keine Vorstellung, dass die Kinder einfach nur klein sind, aber schon vollständige Menschen.

Ohne Begrüßung kein Abschied. Man muss das Wenige, das einem bleibt, auch ausschöpfen.

Es war für mich wichtig, sie zu sehen. Ich hatte von Horrorgeschichten gehört wie, es sei kein Mensch. – Sie war so schön, bereit zu leben, einfach nur klein und schwach. Ich habe jetzt ein Bild im Herzen.

Die verwaisten Frauen, denen es verwehrt wurde, trauern noch nach Jahren diesem Versäumnis nach, ihr Kind nicht kennen gelernt zu haben. Verwaiste Mütter haben auch den Wunsch, sich in Ruhe von ihrem stillgeborenen Kind zu verabschieden:

Es würde mir eine Menge helfen, wenn ich wüsste, wie sie aussah. So mache ich mir immer Gedanken, wie sie wohl ausgesehen hat und ich wäre dann ganz sicher, dass sie auch tot ist.

Ich bereue es noch heute so sehr, mein Kind nicht einmal im Arm gehalten zu haben. Ich hätte es so gern gesehen.

Ich durfte meinen Sohn damals nicht sehen. Ich würde alles dafür geben, wenn ich ihn gesehen hätte, ihn einmal im Arm halten können, ihn streicheln können. Ich durfte ihn in meinem Körper begrüßen, ich durfte ihn nicht verabschieden.

Ich habe mein Kind wegen der Inkompetenz der Mitarbeiter im Krankenhaus nicht gesehen, obwohl ich es wollte.

Heute weiß ich, dass es ein Fehler war, es nicht anzusehen – ich bereue es sehr. Es ist, als hätte es dieses Baby nie gegeben.

Da ich mein Kind niemals gesehen habe, würde ich diesen Fehler niemals wieder begehen. Ich habe meinen Sohn nicht begrüßt, er hat für mich kein Gesicht. Ich habe teilweise schlimme Vorstellungen von seinem Aussehen. Ich möchte mein Kind streicheln, berühren, um wichtige Erinnerungen für immer zu behalten.

Daher ist es für Sie wichtig, diese einmalige Chance zu nutzen und sich nicht entgehen zu lassen. Bedenken Sie, dass diese Begegnung mit diesem Ihrem Kind für den Rest Ihres ganzen Lebens eichen muss. Sie werden nie wieder die Gelegenheit haben, Ihr Kind so zu sehen. Nehmen Sie sich daher alle Zeit, die Sie brauchen, um Ihr Kind zu begrüßen, es ausgiebig kennen zu lernen und sich von Ihrem Kind zu verabschieden.

Nur wen ich kennengelernt habe,
kann ich auch verabschieden.

4.2 Dem Kind einen Namen geben

„Dem Kind einen Namen geben“ ist mehr als nur eine Redewendung. Einige Eltern entscheiden sich bereits während der Schwangerschaft für einen Namen ihres Kindes. Sollten Sie sich bisher noch nicht für einen Namen für Ihr Kind entschieden haben, so sollten Sie es im eigenen Interesse tun. Sie haben es damit als Ihr Kind angenommen. Sie können es beim Namen nennen.

Es ist für viele verwaiste Eltern ein wichtiger Akt, wie nachfolgende Antworten zeigen:

Jeder Mensch hat das Recht auf einen Namen.
Dadurch bin ich auch leichter darüber hinweggekommen.
Es ist und bleibt ein Teil von mir, kein „namenloses Etwas“.
Ich wusste, dass mein Kind zerstückelt wurde bei der Ausschabung, deshalb gab es nichts mehr zu sehen.
Meine Tochter gehört zur Familie, deshalb hätte ich das gerne auch offiziell gemacht.
Jedes Kind möchte schließlich mit seinem eigenen Namen angesprochen werden. Ich denke, meine Kinder sind immer in meiner Nähe. Letztes Jahr habe ich ihnen endlich Namen gegeben, aber es ist ja leider nicht amtlich.
Ich rede ungern von „meiner Fehlgeburt“. Ein Name spiegelt den Stellenwert wieder.

Wie Sie aus diesen Beispielen sehen, wünschen sich einige verwaiste Mütter auch für ihre in den ersten 12 SSW verstorbenen Kinder einen amtlichen Namen. Dieser ist jedoch nur stillgeborenen Kindern mit mindestens 500 Gramm vorbehalten.

Wenn Sie das Geschlecht des Kindes nicht wissen und keine entsprechende Untersuchung machen lassen wollen, gibt es die Möglichkeit, dass Sie einfach den Namen des Geschlechtes nehmen, das Sie sich gewünscht hatten.

Wenn Sie sich mit der Namensgebung noch etwas Zeit lassen wollen oder unentschlossen sind, so kann Ihnen folgende Internetseite eine wertvolle Hilfe sein:

www.heiligenlexikon.de/index.php?file=/&menu=Vornamen

Beispiele der Bedeutung einiger weiblichen Vornamen:

Maria	aramäisch	die Beliebte, die Schöne, die von Gott Geliebte
Sophie	griechisch	die Weisheit
Anna	hebräisch	die Begnadete
Laura	lateinisch	die Lorbeergeschmückte
Lena	griechisch	die Leuchtende (Helena)
Lena	hebräisch	die aus Magdala Stammende (Magdalena)
Leonie	lateinisch	die Löwin
Julia	lateinisch	die aus dem Geschlecht der Julier Stammende
Sara	hebräisch	die Vornehme, die Herrin

Beispiele der Bedeutung einiger männlicher Vornamen:

Max	lateinisch	der Größte
Alexander	griechisch	der Wehrmann
Leon	lateinisch	der Löwe
Paul(us)	griech.-lat.	der Kleine
Lukas	griechisch	der aus Lukanien Stammende
Felix	lateinisch	der Glückliche
David	hebräisch	der Geliebte
Tim(o)	griechisch	der Gott Ehrende
Jonas	hebräisch	die Taube

Unter o.a. Link finden Sie neben zahlreichen Vornamen auch deren Bedeutung. Bei größerem Interesse finden Sie dort auch eine kurze Biographie des jeweiligen Heiligen.

4.3 Erinnerungen schaffen

Die meisten verwaisten Eltern lassen sich fast willenlos von Arzt und Hebamme leiten. Sie sind so sehr im Schock, dass sie noch nicht mal an die einfachsten Bedürfnisse denken. Ihr Schmerz ist so groß, dass einige von ihnen trotz der Ermunterung durch die Hebamme erst am nächsten Tag bereit sind, ihr Kind anzusehen und kennen zu lernen.

Nicht wenige verwaiste Mütter wollen das Erlebte schnell vergessen, wollen möglichst schnell in die Geborgenheit der eigenen Wohnung zurück in der Hoffnung, dass alles doch nur ein Traum war. Einige verwaiste Mütter weigern sich sogar, von den Hebammen gemachte Erinnerungsstücke anzunehmen. Sie wollen bewusst keine Fotos oder Geburtsurkunde mit Hand- und Fußabdruck ihres Kindes annehmen. Zu groß ist ihr Schmerz, den sie nicht wieder erleben möchten. Die Angst ist sehr groß, dass Erinnerungsstücke diesen Schmerz wieder aufbrechen lassen könnten. Ihn wollen sie vergessen und verdrängen.

Es sind jedoch gerade diese Erinnerungsstücke, die Ihnen und Ihren Mitmenschen die Existenz Ihres Kindes belegen. Sie sind für die Trauerarbeit eine äußerst wertvolle Hilfe. Für viele verwaiste Mütter sind sie das

Wertvollste geworden, das sie besitzen.

Andere, die sie nicht haben, würden Vieles dafür geben, wenn sie diese bekommen könnten.

Es gibt direkte, sehr persönliche Erinnerungsstücke und mehr indirekte, symbolische. Zur ersten Gruppe gehört:

Fotos vom Kind machen

Im Zeitalter der Digitalkamera bedeuten zahlreiche Fotos keine großen finanziellen Belastungen. Die Fotos können preiswert auf CD gebrannt und damit archiviert werden. Schlecht geratene Fotos können problemlos gelöscht werden. Sie bedeuten keine Mehrkosten.

Scheuen Sie sich daher nicht, zahlreiche Fotos von Ihrem Kind zu machen, d. h. 50 oder 100 und mehr. Einige verwaiste Mütter meinten, dass sie ausreichend Fotos gemacht hätten. Monate und Jahre später stellten sie fest, dass es ihnen noch immer zu wenig Fotos sind. Fotografieren Sie daher Ihr Kind in allen möglichen Stellungen, in Nahaufnahme und in der Totale. Diese Chance, Ihr Kind zu fotografieren, haben Sie nur einmal. Sie kommt nie wieder. Die gemachten Fotos müssen für Ihr ganzes restliches Leben ausreichen.

Hand- und Fußabdruck vom Kind nehmen

Wenn es nicht schon die Hebammen gemacht haben, erbitten Sie sich ein Blatt Papier und ein Stempelkissen. Dann nehmen Sie Hand- und Fußabdruck von Ihrem Kind. Sie sind die sichtbar gewordenen Spuren, die Ihr Kind in Ihrem Leben hinterlassen hat. Es wäre schade, wenn Sie diese Spuren ablehnen würden.

Haarlocke aufbewahren

Wenn Ihr Kind bereits Haare hat, dann können Sie ihm eine Haarlocke abschneiden. Diese Haare werden die einzigen körperlichen Erinnerungen an Ihr Kind über die Jahre hinweg bleiben.

Zu den mehr symbolischen Erinnerungsstücken gehören:

Geburtsurkunde

Die Geburtsurkunde ist ein wichtiges Dokument, das amtlich die Existenz Ihres Kindes belegt. Sie wird Ihnen ausgestellt, wenn Ihr Kind lebend geboren wurde oder mindestens 500 Gramm wog. Bei stationärem Aufenthalt erhalten Sie diese von der Klinik, bei ambulanter Geburt oder Hausgeburt erhalten sie diese auf dem Rathaus.

Für stillgeborene Kinder mit weniger als 500 Gramm gibt es keine amtlichen Geburtsurkunden. Sie können von Ihrer Hebamme zumindest eine einfache Geburtsbescheinigung erhalten. In der Regel sind darauf die wichtigsten Angaben enthalten: Datum und Uhrzeit der Geburt, Name des Kindes und der Eltern, Geschlecht, Größe und Gewicht des Kindes. (eine Stiftungsurkunde siehe Anhang)

Mutterpass

Im Mutterpass sind alle existierenden Schwangerschaften einer Frau enthalten. Besonders beim frühen Verlust des Kindes kommt der guten Dokumentation der Geburt des Kindes eine große Bedeutung zu, denn der Mutterpass ist das einzige quasi amtliche Papier, das eine Fehlgeburt bestätigt. Achten Sie daher auf ordnungsgemäße Eintragungen.

Nutzen Sie in jedem Fall die Möglichkeiten, um möglichst viele Erinnerungen an Ihr Kind zu erhalten. Bedenken Sie, dass dies eine einmalige, unwiederbringliche Chance ist, die Sie jetzt haben. Die gemachten Erinnerungsstücke müssen ein Leben lang reichen.

4.4 Riten und Rituale

Rituale haben eine große Bedeutung in unserer Gesellschaft. Es gibt sie nicht nur im religiösen Bereich, sondern auch im profanen.

Die Handreichung bei der Begrüßung oder Verabschiedung ist ein solches Ritual. Rituale sind stark von der Gesellschaft oder dem Glauben geprägt, zu dem man gehört. Sie können sogar zum Erkennungszeichen für eine bestimmte Personengruppe werden. So begrüßen sich z. B. Eskimos durch Reiben der Nasen aneinander.

In der Klinik haben Sie eine Reihe von möglichen Ritualen, die Sie für die Verabschiedung Ihres Kindes verwenden können.

Die hier vorgestellte Auflistung erhebt keinen Anspruch auf Vollständigkeit. Auch müssen nicht alle Rituale von Ihnen ausgeführt werden. Die Auflistung kann jedoch als Anregung für die Entwicklung eigener Rituale verwendet werden. Tun Sie das, was Ihnen entspricht und was Ihnen in der Trauerarbeit hilft, was Sie tröstet. Achten Sie bei allem besonders hierauf.

Begrüßungsritual

Um jemanden verabschieden zu können, muss man diesen Menschen erst einmal begrüßt haben. Ohne vorausgegangene Begegnung kann niemand verabschiedet werden. Daher ist die Begrüßung Ihres Kindes als Eingangstor in den Raum des Lebens von größter Bedeutung.

Auch wenn Ihr Kind tot ist, es ist Ihr Kind. Es ist fleischgewordener Ausdruck Ihrer Liebe zueinander. Begrüßen Sie Ihre greifbar gewordene Liebe, damit Sie diese auch verabschieden können. Sie ist Realität. Im wahrsten Sinne des Wortes: *begreifen* Sie dies.

Baden

Sie können Ihr stillgeborenes Kind baden. Dieses schöne Pflegeritual können Sie in diesen Stunden vollziehen – das erste – und das letzte Mal. Wenn Ihr Kind schon einige Tage tot in Ihrem Bauch war, ist dies nicht immer möglich. Fragen sie im Zweifelsfall Ihre Hebamme.

In den Arm nehmen

Noch vor dem Anziehen des Kindes ist es sinnvoll, Ihr Kind mit seiner zarten Haut zu spüren. Die von ihm ausgehende Körperwärme vermittelt das Gefühl des Lebendigen. Mit der Zeit wird Ihr stillgeborenes Kind Zimmertemperatur annehmen. Daher nutzen Sie die Zeit, Ihr Kind noch im warmen Zustand kennen zu lernen.

Ihr Kind betrachten

Betrachten bedeutet nicht, einen flüchtigen Blick auf Ihr Kind werfen. Betrachten bedeutet, dass Sie jede Einzelheit Ihres Kindes mit den Augen in sich aufnehmen und bewusst machen.

Betrachten Sie das Gesicht, die Augen, die Nase, den Mund, die Ohren, die Finger, die Füße . . . Lassen Sie dabei kein Körperteil aus. Vergleichen Sie auch, von welchem Elternteil Ihr stillgeborenes Kind dieses und jenes besondere Merkmal hat.

Ihr Kind „vermessen“

Unter diesem Begriff verstehen Hebammen das Wiegen und Messen eines neugeborenen Kindes. Dabei werden folgende Maße genommen: Gewicht, Körperlänge und Kopfumfang des Kindes. Dies sollte in jedem Falle auch mit Ihrem stillgeborenen Kind gemacht und dokumentiert werden, auch wenn Ihr Kind weniger als 500 Gramm wiegt.

Anziehen

Sie können Ihr Kind anziehen. Bei großen Kindern ist dies mit Babykleidung möglich. Kleinere Kinder benötigen hierfür Puppenkleider.

Einige Kreißsäle haben einen bestimmten Vorrat unterschiedlicher Größen, aus denen Sie aussuchen können. Es ist dann angebracht, dass Sie entsprechende Kleidung dem Kreißsaal wieder zukommen lassen, damit der Bestand nicht abnimmt.

Betten

Betten Sie Ihr stillgeborenes Kind zu sich in das Bett oder in ein *Moses-Körbchen* . Die meisten Kreißsäle haben hierfür ein entsprechendes Körbchen, in das Sie Ihr Kind betten können. - Seit 1995 wirbt die bundesweit tätige Initiative-Regenbogen für den Einsatz dieses *Moses-Körbchens* .

Kennen lernen

Lernen Sie Ihr stillgeborenes Kind kennen. Denken Sie daran, dass Sie dafür nur diese Stunden zur Verfügung haben, was für den Rest Ihres Lebens eichen muss. Nutzen Sie daher diese einmalige und unwiederbringliche Chance.

Namensgebung

Geben Sie Ihrem stillgeborenen Kind auf jeden Fall einen Namen, auch wenn es noch so früh verstorben ist und der Name in keinem amtlichen Papier (Stammbuch) erscheint. Es hilft Ihnen wesentlich, wenn Sie über Ihr stillgeborenes Kind sprechen, auch nach Monaten und Jahren.

4.5 Religiöse Riten

Auch wenn Sie mit Gott und Glaube nichts zu tun haben, so dürfen Sie sich dennoch die Riten auswählen, von denen Sie meinen, dass sie Ihnen gut tun.

Segnen

Sie können Ihr stillgeborenes Kind von der Hebamme oder dem (Klinik-) Seelsorger segnen lassen. Empfehlen Sie es damit Gott an, übergeben Sie es ihm in seine Hände und wünschen Sie Ihrem Kind bis zum Wiedersehen im Himmel alles Gute.

Sie können diese Segnung auch selbst vor nehmen. Eine christliche Segnung kann wie folgt geschehen: Sie legen Ihre Finger(-spitzen) auf den Kopf Ihres Kindes und beten wie folgt: (N. =Name des Kindes)

> *Herr, unser Gott, wir empfehlen Dir N. an. Bewahre es bis zum Wiedersehen in deinem Reich. – N. , der Herr segne dich und behüte dich. Der Herr lasse sein Angesicht über dir leuchten und sei dir gnädig. Er wende sein Angesicht dir zu und schenke dir Frieden und Heil. Das gewähre dir der dreieinige Gott, der Vater, der Sohn und der Heilige Geist. Amen.*

Bei diesen letzten Worten können Sie Ihrem stillgeborenen Kind ein Kreuzzeichen auf die Stirn machen.

Sie können den vorliegenden Text nach Ihren persönlichen Wünschen und Bedürfnissen abändern. Er soll Ihnen als Vorschlag dienen. Drücken Sie in dem Gebet das aus, was Ihnen auf dem Herzen liegt.

Kerze anzünden

Die Kerze ist als christliches Symbol mehr als nur ein gefühlvolles Zeichen, das Licht, Wärme und Leben (flackern der Flamme) vermittelt. Es ist für Christen auch ein Zeichen für Auferstehung. In der Osternacht wird die am Osterfeuer entzündete Osterkerze mit dem Ruf „Lumen Christi“ (Christus, das Licht) in die Kirche getragen. Dabei symbolisiert die brennende Osterkerze Christus, den Auferstandenen, denn Jesus bezeichnete sich selbst so: „Ich bin das Licht der Welt. Wer mir nachfolgt, wird nicht in der Finsternis umhergehen, sondern wird das Licht des Lebens haben“ (Joh 8,12).

Das Anzünden einer Kerze erinnert die Eltern an diese Auferstehung von den Toten und damit auch an die Auferstehung ihres stillgeborenen Kindes. Dies deutet auf das Wiedersehen in der Ewigkeit hin.

Beten

Viele verwaiste Eltern tun sich angesichts des frühen Verlustes ihres Kindes schwer , zu beten. Sie sind von Gott zutiefst enttäuscht und verletzt. Für einige zerbricht ihr ganzes Gottesbild, ja, sie stellen die Existenz Gottes in Frage.

Viele verwaiste Eltern haben eine große Wut auf Gott. Mitunter haben sie ein schlechtes Gewissen, wenn sie dem inneren Drängen nachgeben und mit Gott hadern. Sie übersehen, dass es fünf Gebetsformeln gibt: loben, preisen, bitten, danken und hadern. Dass mit Gott zu streiten zum Segen gereichen kann, das belegt uns das Alte Testament (Ijob und Gen 32, 23-33). – So dürfen Sie mit gutem Gewissen mit Gott hadern. Auch dies ist Gebet!

Es gibt fünf Gebetsformen, hadern ist eine davon.

Bei aller Wut und Enttäuschung kann es dennoch möglich sein, dass Sie Gott darum bitten, Ihr Kind bei sich aufzunehmen und all die Liebe zu schenken, die Sie Ihrem Kind gerne geschenkt hätten. Sie können Gott darum bitten, dass er Ihrem Kind Wohnung und Heimat gibt bis zum großen Wiedersehen in seinem Reich.

Verabschieden

Wenn Sie Ihr Kind ausreichend kennen gelernt haben, dann lassen Sie es gefühlsmäßig los und verabschieden Sie sich von ihm. Vielen Eltern hilft hierbei, ihr inzwischen erkaltetes Kind anzufassen und ggf. auch einen Kuss auf die Stirn zu geben.

Sie können Ihrem stillgeborenen Kind auch eine Blume mit in die Pathologie-Abteilung geben. Von Blumensträußen, Abschiedsbriefen und anderen zum Teil auch sehr persönlichen

Dingen sollte hier Abstand genommen werden. Diese sind bei der Bestattung besser angebracht.

4.6 Anteil nehmen lassen

Es ist Ihre ganz persönliche Entscheidung, ob und wen Sie in die Klinik kommen lassen, um am Tode Ihres stillgeborenen Kindes Anteil nehmen zu lassen. Bedenken Sie, dass dies eine einmalige und unwiederbringliche Gelegenheit ist. Die Vorteile lassen sich wie folgt zusammenfassen:

Ihnen wichtige Personen haben die Möglichkeit, Ihr stillgeborenes Kind kennen zu lernen. Es wird für sie real. Es ist für sie ein Kind und nicht nur ein Zellhaufen. Damit beugen Sie dummen und verletzenden Sätzen vor.

Ihnen wichtige Personen lernen Ihre tiefe Trauer kennen und können Sie in den nächsten Wochen und Monaten besser verstehen, wenn Sie wieder in die Trauer zurückfallen. Diese Menschen wissen, warum Sie so traurig sind, da sie Ihr Kind und Ihre tiefe Trauer gesehen und erlebt haben.

Ihnen wichtige Personen können bereits in der Klinik Anteil an Ihrer tiefen Trauer nehmen. Dies kann Sie ein Stück weit trösten und Ihnen helfen. Sie fühlen sich nicht allein gelassen,

sondern getröstet und getragen.

Die Aufbahrung zu Hause ist bei allen geborenen Kindern rechtlich möglich. Für den Transport eines stillgeborenen Kindes mit mindestens 500 Gramm ist hierfür ein Bestatter notwendig. Ein stillgeborenes Kind mit weniger als 500 Gramm dürfen Sie auch selbst transportieren.

Als Nächstes stellt sich die Frage, wen Sie zu sich in die Klinik einladen wollen. Nach Umfragen unter verwaisten Müttern haben diese die meiste Hilfe und die wenigsten Enttäuschungen und Verletzungen von Freundinnen erfahren. Als noch hilfreicher wurden die Frauen aus Selbsthilfegruppen (SHG) erfahren. In einigen Städten gibt es

SHG, aus denen betroffene Frauen bereit sind, in die Klinik zu kommen. Fragen Sie hierzu bei der Hebamme nach oder bei www.stillgeburt.de rein.

Wichtiger Hinweis: Es kann sein, dass Sie den Gedanken haben:
Augen zu und nur schnell durch
und dass Sie sich mit einigen Empfehlungen dieses Kapitels schwer tun.
Es kann sein, dass Sie sich nicht vorstellen können,
Ihr Kind in den Arm zu nehmen.

Nutzen Sie diese ***einmalige, unwiederbringliche Chanc***e, die Sie haben.

Verwaiste Mütter, die es nicht getan hatten, bereuten es später.

4.7 Die Frage nach der Obduktion

Bei jedem Verlust eines Kindes während der Schwangerschaft stellt sich die Frage, ob eine Obduktion und/oder eine humangenetische Untersuchung durchgeführt werden soll. Damit Sie eine für Sie tragbare und gute Entscheidung treffen können, sollten Sie wissen, worin sich diese Untersuchungen unterscheiden, was sie vermögen und wo ihre Grenzen sind.

Manche verwaiste Eltern fragen sich, ob eine Obduktion ethisch vertretbar sei, werde dabei der Körper eines Menschen aufgeschnitten und Gewebeproben entnommen. Hierzu kann nur gesagt werden, dass die Kirchen keine Einwände gegen eine Obduktion haben. Für sie stellt die Obduktion keine Störung der Totenruhe dar.

Eine Obduktion ähnelt einer rechtsmedizinischer Sektion. Die „Leitlinien der Deutschen Gesellschaft für Rechtsmedizin“ sind zu finden unter:

http://www.uni-duesseldorf.de/WWW/AWMF/ll/054-001.htm

Obduktion

Eine Obduktion (klinische Sektion) dient u.a. zur Feststellung von Todesursachen und Krankheitszusammenhängen, bei stillgeborenen Kindern insbesondere von gravierenden Fehlbildungen, die ein nicht lebensfähiges Kind nach sich ziehen. (Pschyrembel, Klinisches Wörterbuch)

Bei der klinischen Obduktion werden nach vorgegebenen Standards dem Kind Gewebeproben der Organe entnommen und untersucht, so auch bei Ihrem tot geborenen Kind. Dabei werden Gewebeproben zur mikroskopischen Untersuchung entnommenen und in einen wachsähnlichen Block (Paraffinblock) gegeben. Diese Blöcke werden nach gesetzlichen Vorschriften viele Jahre in der Pathologie aufgehoben. Bei in den ersten 12 SSW verstorbenen Kindern sind die inneren Organe naturgemäß noch so klein, dass die Proben die inneren Organe in ihrer Gesamtheit umfassen. Unabhängig vom Alter wird der äußere Körper und bei größeren Kindern zusätzlich alle verbliebenen inneren Organe nach sorgfältiger Begutachtung bestattet bzw. eine Bestattung kann gewünscht werden. Mit anderen Worten: Es wird nicht wild und unnötig an Ihrem Kind geschnitten, sondern nach klaren Standards vorgegangen.

- **Möglichkeiten der Obduktion**

  Eine Obduktion kann nur körperliche Missbildungen und organische Schäden feststellen. Hierbei wird auf äußere Auffälligkeiten geachtet, aber auch von Organen Proben für mikroskopische Untersuchungen entnommen. Es wird darauf geachtet, ob alle Organe regelrecht angelegt und entwickelt sind.

- **Grenzen der Obduktion**

Eine Obduktion kann keine genetische Veränderung feststellen, ebenso wenig wie es einen übermäßigen Tabak- oder Alkoholgenuss oder Drogenkonsum als Todesursache eines Kindes feststellen kann.

Humangenetische Untersuchung

Die Humangenetik befasst sich mit der Vererbung genetischer Merkmale beim Menschen, den Ursachen genetischer Krankheiten und deren Vermeidung bzw. Behandlung. (Pschyrembel, Klinisches Wörterbuch)

Bei der humangenetischen Untersuchung wird nach chromosomalen Unstimmigkeiten Ausschau gehalten, d.h. Erbkrankheiten (z.B. Trisomie) und chromosomale Schäden (z.B. durch Radioaktivität und genverändernde chemische Stoffe). Diese Untersuchung zahlt in Deutschland keine Krankenkasse.

- **Möglichkeiten der Humangenetik**

  Es ist zu viel Arbeits- und Kostenaufwand, auf die rund 3.000 genetischen Erkrankungen hin zu untersuchen. Daher werden nur die häufigsten bzw. die zu erwarteten (z.B. durch erbliche Vorbelastung) genetischen Krankheiten untersucht.

- **Grenzen der Humangenetik**

  Die humangenetische Untersuchung kann nur die genetischen Veränderungen feststellen, nach denen gezielt gesucht wurde. Die Aussage einer humangenetischen Untersuchung kann daher nie lauten „Das Kind war genetisch gesund“, sondern nur „Das Kind hatte diese untersuchte genetische Veränderung nicht“.
  Wurden chromosomale Schäden festgestellt, so können die Ursachen nicht ermittelt werden. Es ist jedoch unmöglich zu sagen, ob die Ursache Radioaktivität oder genverändernde chemische Stoffe, oder ... ist.

Für Eltern und Medizinern kann sehr hilfreich sein, um die Todesursache zu wissen, nicht nur im Falle eines Wunsches um Folgekind(er). Viele verwaiste Eltern konnten beruhigter leben, nachdem sie die Todesursache mitgeteilt bekamen.

Hilfe für Sie

- Das Wissen der Todesursache Ihres Kindes nimmt Ihnen Ihre Schuldgefühle. Sie wissen damit, woran Ihr Kind gestorben ist. Dies ist insbesondere für Sie, die Mutter, sehr entlastend. Gleichzeitig stellt es die Frage, wie hoch das Wiederholungsrisiko ist. Dies haben Sie mit Ihrem Frauenarzt zu besprechen.
- Auch wenn die Obduktion keine Todesursache feststellen kann, so wissen Sie zumindest, dass Sie ein Kind ohne Fehlbildungen hatten. Im Falle einer Folgeschwangerschaft brauchen Sie daher nicht zu befürchten, dass Ihr Kind ein hohes Risiko besitzt, genetisch geschädigt zu sein.
- Sollte bei Ihnen noch Kinderwunsch bestehen oder dieser wieder aufkommen, so kann das Wissen um die Todesursache eine wichtige Entscheidungshilfe sein, ob Sie eine neue Schwangerschaft wagen.

Hilfe für Mediziner

- Sollte bei der Obduktion festgestellt werden, dass Ihr Kind an etwas gestorben ist, gegen das die heutige Medizin wirksam vorgehen kann, so kann die Medizin im Falle einer Folgeschwangerschaft darauf achten, dass Ihr Folgekind nicht wieder daran stirbt.
  Bei der Vielzahl der Todesursachen kann die Medizin nicht auf alle Möglichkeiten achten. Wenn sie jedoch weiß, dass Sie z.B. unentdeckte Schwangerschaftsdiabetes haben, kann Ihr Frauenarzt bei Folgeschwangerschaft(en) diesen Wert ständig beobachten und ggf. medikamentös eingreifen.

Auch die Plazenta wird untersucht, ob Ihr Kind ausreichend versorgt wurde (z.B. Plazentainsuffizienz) oder andere krankhafte Veränderungen (z.B. aufsteigende Infektionen) nachweisbar sind.

Zusätzlich können Sie als Mutter auf Infektionskrankheiten hin untersucht werden, die eine Stillgeburt auslösen können.

Die Entscheidung, ob eine Obduktion durchgeführt werden soll, ist nicht einfach, da Sie gefühlsmäßig Ihr Kind vor jedem weiteren Schaden bewahren wollen. Andererseits kann Ihnen und dem Frauenarzt das Wissen um die Todesursache sehr helfen.

Viele verwaiste Mütter haben in den ersten Stunden und Tage nach der Todesnachricht kein großes Interesse an der Todesursache Ihres Kindes, denn dieses Wissen macht ihr Kind auch nicht wieder lebendig. Es zeigt sich, dass die meisten Mütter erst nach Tagen und Wochen beginnen zu fragen, warum ihr Kind nicht leben konnte. Dann kann jedoch keine Obduktion mehr vorgenommen werden, da der Zerfall der Körperzellen für eine aussagekräftige histologische Untersuchung bereits zu weit fortgeschritten ist.

Helfende Fragen zur Entscheidungsfindung

- Welcher Typ sind Sie?
  Manchen Frauen ist es hilfreich, um die Todesursache ihres Kindes zu wissen. Andere können den Tod ihres Kindes gut als Schicksal akzeptieren. Entscheiden Sie selbst, zu welcher der beiden Personengruppen Sie gehören.
- Nehmen Sie den Tod Ihres Kinder leichter gegebenes Schicksal an oder können Sie besser mit einer ungeklärtem Todesursache leben?
  Nicht jede Obduktion bringt die Todesursache ans Licht. Es kann manchmal nur bestätigt werden, dass das Kind keine Fehlbildungen hatte und keine Mutation oder ähnliches. Das ist für sich schon mal eine Aussage.. Können Sie damit besser leben, als mit der Haltung, dass das Schicksal Frauen immer wieder den Tod eines Kindes während der Schwangerschaft beschert?
- Was bringt Ihnen ein eventuelles Ergebnis?
  Wenn Sie die Todesursache wissen, was hilft es Ihnen? So kann die heutige Medizin z.B. gegen Chromosomenstörungen noch nichts ausrichten. Bei einer Folgeschwangerschaft kann weder davor geschützt noch dies behandelt werden.
- Ist die Obduktion überhaupt sinnvoll?
  Bei unklarer Todesursache ist eine Obduktion durchaus sinnvoll. Wenn jedoch alle Anzeichen dafür sprechen, dass Ihr Kind an den Folgen einer Nabelschnurumwicklung gestorben ist, wird eine Obduktion dies sicherlich bestätigen, würde aber darüber hinaus wohl keine weiteren Erkenntnisse bringen.

  Eine verwaiste Mutter erzählte in der Runde einer Selbsthilfegruppe, dass sie noch wochen- und monatelang immer wieder den Terminkalender zur Hand genommen hat und darin „den Mörder" ihres Kindes gesucht hat. Bei jedem Termin fragte sie sich, ob er zum Tod des Kindes beigetragen habe.

Sollten Ihnen bereits mehrere Kinder während der Schwangerschaft gestorben sein, sind umfangreiche Untersuchungen ratsam, um mögliche Ursachen zu finden.

Nur wenn die Medizin weiß,
worauf sie im Falle einer Folgeschwangerschaft achten muss,
kann sie helfend und korrigierend eingreifen.

Fazit

Es spricht sehr viel dafür, eine Obduktion machen zu lassen. Es gibt jedoch auch Gründe, diese abzulehnen. Jede Situation ist anders, wir Menschen sind sehr verschieden. Entscheiden Sie selbst, was Ihnen auf Dauer hilft.

Dieses Kapitel stellt Ihnen hierzu entsprechende Informationen zur Verfügung. Sollten Sie damit noch immer keine für Sie tragfähige Entscheidung treffen können, helfen Ihnen unter Umständen verschiedene Schwangerschaftskonfliktberatungsstellen (pro Familia, Caritas, Diakonie, Sozialdienst katholischer Frauen (SkF), Donum vitae, ...).

Eine Obduktion darf nur mit Ihrem ausdrücklichen Einverständnis vorgenommen werden. Sie müssen sich nicht sofort entscheiden, sollten jedoch sich bis spätestens 2 Tage nach der Geburt Ihres Kindes entschieden haben, da später keine gesicherten Ergebnisse erzielt werden können. Sollten Sie bereits zugestimmt haben, nun aber doch keine Obduktion wollen, so können Sie Ihre Zustimmung jederzeit widerrufen. Sollten Sie zunächst eine Obduktion abgelehnt haben, so können Sie in den ersten beiden Tagen nach der Geburt Ihres Kindes dieser jederzeit zustimmen.

5 Wieder Zuhause

5.1 Nichts ist, wie es früher mal war

Die Erfahrung, sein eigenes Kind sehr früh zu verlieren, ist für alle verwaiste Eltern tragisch. Das Unfassbare ist Wirklichkeit geworden. Dies muss erst einmal verarbeitet werden. Besonders den verwaisten Müttern, deren Kind in den ersten 12 SSW gestorben ist, wird erst Zuhause so richtig bewusst, dass sie nicht mehr schwanger sind. Es ist für die meisten verwaisten Eltern sehr schwer, es als Realität anzuerkennen, dass ihr Kind tot ist.

Besonders in den ersten Stunden und Tagen nach dem Verlust ihres Kindes machen verwaiste Eltern das Schlimmste durch. Es ist die schlimmste Zeit ihres Lebens. Einige verwaiste Mütter beschreiben diesen Zustand so:

Panik, keine Luft mehr bekommen, Angst, Einsamkeit. Nur dunkle Tage. Die Angst, verrückt zu werden. Die Angst, das Leben nicht mehr in den Griff zu bekommen, sich selbst nicht mehr in den Griff zu bekommen. Wie geht es weiter?

Mein ganzes Dasein hat sich verändert. Ich habe es als großen Verlust meines Selbstwertgefühls erfahren.

Ich kann plötzlich nicht mehr unter Menschen, habe Angst vor ihnen.

Ich bin schrecklich eifersüchtig geworden. Ich fühle mich wertlos.

Das Schlimmste in der ganzen Zeit war damals die Einsamkeit.

Ich war gefangen in diesen Trauergefühlen, der Wut, der Verzweiflung, auch bei aller Anteilnahme. Ich war eigentlich völlig alleine damit! Und das hat mir viel ausgemacht!

Die psychische und physische Situation nach dem Tod eines Kindes ist unbeschreiblich und manchmal grenzt es an ein „Wunder“, nicht daran zu zerbrechen. Wenn in solch kritischen Situationen das Umfeld rücksichtslos zuschlägt, verliert man den letzten Glauben an die Menschheit.

Die bisherige Weltordnung gibt es nicht mehr. Nichts scheint mehr sicher. Wenn Kinder vor ihren Eltern sterben, was ist dann noch sicher? Was ist dann noch möglich? Alles, was einem im Leben bisher Sicherheit gab, ist wie weggebrochen.

Sie haben vielleicht auch wie viele verwaiste Mütter den Wunsch, ihrem toten Kind nahe zu sein. Dies ist ein ganz natürliches Bedürfnis, das Sorgen bereiten müsste. Dabei erleben verwaiste Mütter dies unterschiedlich:

Ich wollte sterben, einfach als Mutter bei meinem Kind sein.

Todessehnsucht, der Wunsch, mein Kind in den Arm zu nehmen.

Das Leben war plötzlich sinnlos. Alles war schwarz. Es gab keine Zukunft und keine Träume, nur noch Angst und seelische Schmerzen. Hatte Angst vor meinen eigenen Gedanken.

Meistens war nachts die Sehnsucht, tot zu sein, am größten.

Immer in den Tiefs wünsche ich mir bei ihm sein zu können.

Dann denke ich und spreche es auch aus: „Warum hat er mich nicht mitgenommen?“, „Ich will zu ihm“, „Ich will bei ihm sein“, „Ich will dieses Leben nicht“, „Ich gehöre zu meinem Kind“.

Eine Mutter will einfach ihrem Kinde nahe sein. Das ist normal und natürlich, doch wenn Sie hierbei selbstzerstörerisches Verhalten jedweder Art feststellen, sollten Sie in Ihrem eigenen Interesse

fachliche Hilfe holen.

Der Verlust Ihres Kindes ist für Sie Ihr ganz persönlicher 11. September. Auch für Sie gilt das Zitat: „Nichts ist, wie es früher mal war.“

5.2 Von einem Tag zum nächsten

Wer sich in den ersten Tagen nach der Geburt sein Leben mit Aufgaben und Verpflichtungen vollstopft, gerät rasch in körperliche und seelische Überlastung. Dies kann zu dauerhaften körperlichen Beeinträchtigungen oder Erkrankungen führen. Für Sie kommt noch die Trauer um Ihr verstorbenes Kind hinzu. Daher sollten Sie den Tag nicht verplanen, sondern den Dingen ihren Lauf lassen. Als hilfreich haben sich dabei gewisse Strukturen des Tages und der Woche erwiesen, wie zum Beispiel feste Zeiten für die Mahlzeiten, am besten gemeinsam.

Ein perfekt geführter Haushalt zum Preis einer fix und fertigen Mutter und einem gestressten Vater ist nicht erstrebenswert. Mütter mit einem stillgeborenen Kind, das mindestens 500 Gramm wiegt, haben vollen Anspruch auf den Mutterschutz. In besonderen Fällen kann Ihnen eine Haushaltshilfe gewährt werden. Besprechen Sie das mit Ihrem Frauenarzt und klären Sie es mit Ihrer Krankenkasse ab.

Christen beten im Vater-unser: „... unser tägliches Brot gib uns heute." In der Orginalfassung des Evangelisten Matthäus heißt es dort: „Gib uns heute das Brot, das wir brauchen" (Mt 6,11) und des Evangelisten Lukas: „Gib uns täglich das Brot, das wir brauchen." (Lk 11,3) Diese Haltung könnte für Sie in den nächsten Tagen und Wochen eine wertvolle Hilfe werden.

Bei Suchtkranken gibt es den Satz: „Nur für heute, nur für 24 Stunden keinen Alkohol." Ähnlich kann es für Sie eine wertvolle Hilfe werden, wenn Sie nur den heutigen Tag im Blick haben. Ihn gilt es zu planen. Ihn gilt es zu überstehen. Ihn gilt es zu leben.

Leben auch Sie in so kleinen Häppchen. Es entlastet Sie. Sie müssen nicht wissen, was morgen oder gar übermorgen ist. Leben Sie heute, leben Sie jetzt. Lassen Sie sich gelegentlich auch vom Strom der Zeit einfach treiben. Sorgen Sie sich mal nur um die eigene Familie, vor allem aber um sich.

5.3 Vorbeugen durch Information

Vielen verwaisten Eltern ist nach der Rückkehr in die eigenen vier Wände danach, sich von den Erlebnissen der letzten Stunden und Tage zu erholen. Doch ein paar Dinge sind davor noch zu erledigen. Es gibt Stellen, denen Sie das Ende der Schwangerschaft mitteilen müssen bzw. sollten. Die folgende Auflistung hilft Ihnen, an die am häufigsten vorkommenden Ad essen zu denken:

Arbeitgeber

Das vorzeitige Ende der Schwangerschaft haben berufstätige Frauen unverzüglich ihrem Arbeitgeber mitzuteilen. Dazu sind Sie gesetzlich verpflichtet. Der Arbeitgeber benötigt die Angabe für seine Personalplanung, da er seit Bekanntwerden der Schwangerschaft mit dem Ausfall der Mutter rechnet.

Krankenversicherung

Normalerweise wird die Krankenversicherung vom Arzt oder der Klinik über das vorzeitige Ende der Schwangerschaft informiert. Dies erfolgt jedoch nicht immer. Dann bekommen die verwaisten Eltern zum errechneten Geburtstermin von ihrer Krankenversicherung ein Glückwunschschreiben zur „glücklichen Geburt" des Kindes. .

Der nächste Einbruch kam mit der Post der Krankenkasse.

Es ging um mein Mutterschaftsgeld. Im ersten Absatz beglückwünschen sie mich doch tatsächlich zur Geburt meines Kindes und wünschen dem kleinen Erdenbürger für die Zukunft alles Gute. (Lisa: Zum Sterben geboren. Thüringen 2001, S. 129)

Diesem ist vorzubeugen, indem Sie Ihre Krankenversicherung über den Tod Ihres Kindes informieren.

Freunde, Verwandte, Nachbarn, Arbeitskollegen

Freunde, Verwandte, Nachbarn und Arbeitskollegen wissen häufig von Ihrer Schwangerschaft und nehmen Anteil daran.

Sie wissen jedoch noch nicht davon, dass Ihr Kind tot ist. Daher werden sie bei der nächsten Begegnung fragen, wie es Ihnen und dem Kind geht.

Um derartigen Situationen vorzubeugen, sollten Sie im eigenen Interesse die Personen über den Tod Ihres Kindes informieren, die von der Schwangerschaft wussten. Sie müssen dabei nicht allen Personen einzeln diese traurige Nachricht mitteilen. Oft genügt es, eine Person aus der jeweiligen Gruppe zu informieren und diese zu bitten, es den anderen weiterzusagen. Damit sind Sie entlastet.

Firmen für Babynahrung und Babysachen

Viele Eltern informieren sich während der Schwangerschaft bei verschiedenen Firmen über Babynahrung und Babysachen.

Einige Eltern nehmen in diesem Zusammenhang an Preisausschreiben teil. Häufig wird dabei auch die aktuelle SSW oder der voraussichtliche Geburtstermin erfragt. Bei diesen Firmen sind Sie mit diesen Angaben im Computer gespeichert und bekommen automatisch zum errechneten Geburtstermin ein Glückwunschschreiben zur „glücklichen Geburt" Ihres Kindes. Warum nur musste ich während meiner Schwangerschaft mit so vielen Werbefirmen Kontakt aufnehmen. Logisch, dass sie auch weiterhin ihre Proben und guten Ratschläge schicken. Bei manchen rufe ich an. Wenn ich erzähle, dass ich bitte nichts mehr haben möchte, weil mein Kind tot ist, ist immer Stille am anderen Ende der Leitung und dann folgt ein „Selbstverständlich" und ein paar Worte des Leidtuns. (Lisa: Zum Sterben geboren. Thüringen 2001, S. 128)

Um dem Versenden derartiger Briefe vorzubeugen, sollten Sie alle Firmen über das vorzeitige Ende der Schwangerschaft und den Tod Ihres Kindes informieren, mit denen Sie im Zusammenhang der Schwangerschaft irgendwie Kontakt aufgenommen hatten.

Bei allen Bemühungen, auch wirklich alle Personen und Stellen zu informieren, die von der Schwangerschaft wussten, kann es passieren, dass Sie eine Person vergessen haben. Um in der Situation nicht überzureagieren, wenn Sie auf die Schwangerschaft angesprochen werden, stellen Sie sich die Situation vor und legen Sie sich die geeigneten Worte zurecht, um von der Situation nicht überrascht zu werden.

5.4 Trauer in der Partnerschaft

Wenn es auch im deutschsprachigen Raum noch keine genaueren Untersuchungen darüber gibt, wie unterschiedlich Männer und Frauen um ihre stillgeborenen Kinder trauern, so ist es doch ein Faktum, dass die Trauer meist sehr geschlechtsspezifisch ge- und erlebt wird. Dies kann für die Partnerschaft sehr belastend werden.

In Form der Schwarz-Weiß-Malerei werden folgende typisch männliche und weibliche Verhaltensweisen gegenübergestellt.

Damit treten die geschlechtsspezifischen Unterschiede deutlicher hervor. Im konkreten Einzelfall weichen sie oft davon ab. Diese geschlechtsspezifische Gegenüberstellung soll Ihnen dabei helfen, Ihren Partner bzw. Ihre Partnerin in dessen/deren Trauerverhalten besser zu verstehen.

Mann	**Frau**

Männer denken und handeln zielstrebig. Sie denken und handeln lösungsorientiert. Bei Schmerz und Trauer versuchen Männer, diese irgendwie hinter sich zu lassen, zu lösen. Sie wenden Strategien an, die ihnen Schmerz und Trauer nehmen. Die typisch männlichen Lösungen sind hierbei: Verdrängen und Vergessen. „Da muss man durch.“	Frauen denken und handeln umfassend. Sie versuchen alle Faktoren zu berücksichtigen. Bei Schmerz und Trauer versuchen Frauen diese aufzuarbeiten. Sie arbeiten an ihren Gefühlen indem sie darüber reden. Typisch frauliche Umgangsweisen mit Schmerz und Trauer sind: Reden und Weinen.
In der Erziehung der Männer war Weinen verpönt. "Ein Indianer kennt keinen Schmerz." und "Ein großer Junge weint nicht." waren Antreiber, schmerzliche Gefühle zu unterdrücken. Früh lernten Männer, mit Schmerz und Trauer anders umzugehen, im Extremfall sie nicht zu spüren.	Frauen sind gefühlvoller. Ihre Erziehung und unsere Gesellschaft tolerierte es, dass Mädchen weinten. Es wurde ihnen nicht als unweiblich aberzogen. Sie können sich daher leichter dem Schmerz und der Trauer hingeben und auch in einem Meer von Tränen regelrecht ertrinken.
Männer sprechen meist in knappen Sätzen. Der Sachverhalt wird genannt. Sie sagen es ein für alle mal, dass sie über den Tod ihres Kindes traurig sind. Damit hat es sich für sie.	Frauen reden in ihrer Trauer immer wieder über das Erlebte, über das Erlittene. Zum x-ten Male haben ihre Zuhörerinnen und Zuhörer das anzuhören. Die meisten Frauen brauchen dies, um damit aus ihrer Trauer herauszukommen, um sie aufzuarbeiten.
Männer wollen Probleme, auch Trauer, vornehmlich erst mal mit sich ausmachen. Sie zeihen sich dazu zurück, um alleine zu sein.	Frauen wollen über die Probleme sprechen, auch ihre Trauer. Sie suchen nach einem Gesprächspartner, der ihnen zuhört und Verständnis entgegenbringt.
Problemgespräche sind für Männer auf Lösungssuche ausgerichtet. Als Leidender erbittet er Hilfe und Unterstützung. Als Zuhörer analysieren sie das Problem und suchen nach einer Lösung.	Problemgespräche sind für Frauen auf Beziehung und Anteilnahme ausgerichtet. Als Leidende will sie einfach nur darüber reden. Als Zuhörerin erzählt sie von ähnlichen Erlebnissen, um Nähe zu schaffen und Anteilnahme zu zeigen.

Es hilft nicht, vom anderen zu erwarten oder gar zu verlangen, dass er in gleicher Weise trauert, wie man/frau selbst. Dies verschärft nur die Situation und führt zu kontraproduktiven Spannungen.

Wer die geschlechtsspezifische Unterschiedlichkeit der gelebten Trauer akzeptiert und damit umzugehen lernt, der hat schon mal die erste große Hürde geschafft. Auf diesem Hintergrund half es nachweislich den meisten verwaisten Müttern für ihre Partnerschaft, wenn sie mit ihrem Partner über den Verlust des Kindes sprechen konnten.

Der Wunsch der meisten verwaisten Mütter ist, mit jemandem darüber zu reden. Dabei kann es sein, dass Sie täglich den Wunsch verspüren, Ihr Leid und Ihre Trauer jemandem zu erzählen. Wenn Ihr Partner aus irgendwelchen Gründen hierfür nicht zur Verfügung steht, dann wenden Sie sich an eine Freundin oder an eine Selbsthilfegruppe.

Einige Zitate dazu, was anderen Paaren in ihrer Partnerschaft half:

– Gespräche und gegenseitiges Festhalten.

– Sehr viel reden, vor allem über die tiefsten Gefühle, auch wenn es schwer fiel.

– Viele Gespräche führen über das, was einen bedrückt.

– Viel reden, versuchen zu akzeptieren, dass der Partner anders trauert

„Männer kommen vom Mars, Frauen von der Venus“, so lautet ein Buchtitel. Darin wird ausgedrückt, dass Männer und Frauen sehr verschieden sind. Wie aber bringt man zwei so grundverschiedene Kommunikationsweisen auf einen gemeinsamen Nenner? Ist dies angesichts der Trauer um das verstorbene Kind überhaupt möglich?

Wenn beide Menschen sich darum bemühen, von ihrer gewohnten Kommunikationsweise zu lassen, sich auf die andere Form einzulassen und diese akzeptieren, dann sind verständnisvolle Gespräche auch angesichts der Trauer über das verstorbene Kind möglich.

Die für Ehepaare nachweislich beste Lösung lautet: EPL

„Ehevorbereitung – ein partnerschaftliches Lernprogramm“ (EPL) wurde von der Deutschen Bischofskonferenz für gut geheißen und wird daher bundesweit von der katholischen Kirche angeboten. EPL-Kurse stehen für Menschen aller Weltanschauungen offen. Sie dauern ein Wochenende und sind daher so effektiv, da nur die Theorieeinheit gemeinsam mit drei anderen Paaren durchgeführt wird. Für die Praxiseinheit geht jedes Paar in ein eigenes Zimmer und macht die vorgegebene Übung. Die „Trainer“ kommen nur hinzu und helfen dem Paar, dass die Regeln eingehalten werden. Mit einfachen Übungen beginnend und zu immer schwierigeren Übungen kommend, werden fünf Sprecher- und fünf Zuhörerregeln immer wieder eingeübt und vertieft. Dies macht die hohe Effizienz dieses Kurses aus. Es ist daher nicht verwunderlich, dass der EPL als die „beste Investition in eine Ehe“ angesehen wird. .

Auf der Grundlage dieses Kurses kann ich jedem Ehepaar folgende fünf Sprecher- und fünf Zuhörer-Regeln dringend empfehlen:

Sprecher-Regeln	Zuhörer-Regeln
Sprechen Sie von sich Hilfreich sind hierbei die Sätze, die mit "Ich" beginnen: Ich wünsche mir, ... Ich habe ... Ich möchte ...	**Hören Sie aufmerksam zu** Hören Sie aufmerksam zu, damit Sie das Gehörte zusammenfassend wiedergeben können.
sprechen Sie von konkreten Situationen Vermeiden Sie Worte wie "immer", "nie", "ständig" ... Sprechen Sie von konkreten Situationen, z.B. "Gestern Abend ..."	**fassen Sie immer das Gehörte zusammen** Fassen Sie das Gehörte zusammen. Damit melden Sie dem Sprecher zurück, was Sie verstanden haben.
sprechen Sie von konkretem Verhalten Vermeiden Sie Pauschalurteile wie "Du bist gefühllos." Sprechen Sie konkretes Verhalten an, z.B. "Als ich gestern Abend geheult habe, bist Du rausgegangen. Ich hätte mir gewünscht, dass Du mich in den Arm nimmst."	**stellen Sie möglichst offene Fragen** Stellen Sie möglichst offene Fragen, die den Sprecher ermutigen, weiter zu erzählen, wie z.B. "Wie ging es Dir dabei?"
bleiben Sie beim Thema Bleiben Sie auf jeden Fall bei dem ausgemachten Thema. Wechseln Sie nie das Thema, ohne das begonnene beendet zu haben.	**loben Sie ggf. das Gesprächsverhalten** Loben Sie den Gesprächspartner für das Einhalten der Sprecher-Regeln. Sprechen Sie es konkret an.
öffnen Sie sich Haben Sie den Mut, von sich und Ihren Gefühlen zu sprechen.	**melden Sie ausgelöste Gefühle zurück** Melden Sie die Gefühle zurück, die das Gehörte bei ihnen auslöst. Der Sprecher soll wissen, was er auslöst.

Unter Beachtung dieser Sprecher- und Zuhörer-Regeln können Sie folgende Übung angehen:

1. Vereinbaren Sie eine bestimmte Zeit, die Sie für diese Übung verwenden wollen. Es sollten zwischen 20 und 60 Minuten sein.

2. Stellen Sie sicher, dass Sie in dieser Zeit wirklich ungestört sind. Stecken Sie ggf. auch das Telefon aus und stellen Sie die Hausklingel ab.

3. Drucken Sie sich die fünf Sprecher- und fünf Zuhörer-Regeln aus und legen Sie dieses Blatt vor sich hin, damit Sie sich daran orientieren können.

4. Setzen Sie sich gegenüber, so dass Sie sich ansehen können.

5. Legen Sie fest, wie viel Zeit Sie für die einzelnen nachfolgend genannten Schritte verwenden wollen, bevor Sie einen Rollenwechsel vor nehmen. Die Zeit sollte zwischen 5 und 10 Minuten liegen.

6. Legen Sie fest, wer beginnt. Unter Beachtung der o. g. Regeln können Sie nun loslegen.

Übungsbeispiel für 30 Minuten bei 5 Minuten je Schritt:

5 min	Die Frau beschreibt, wie sie die Trauer erlebt. Sie spricht in Blöcken von 3 bis 5 Sätzen. Dann lässt sie dem Mann Zeit, das Gehörte zusammenzufassen. Sie achtet darauf, dass sie in der Ich-Form spricht.	Der Mann hört aufmerksam zu und fasst in den Pausen das Gehörte zusammen. Sollte ihm die Pause zu spät kommen, so signalisiert er der Frau (z.B. durch Handzeichen), dass es für ihn genug ist, um es zusammenzufassen.
5 min	Der Mann beschreibt, wie er die Trauer erlebt. Er spricht in Blöcken von 3 bis 5 Sätzen. Dann lässt er der Frau der Frau Zeit, das Gehörte zusammenzufassen. Er achtet darauf, dass er in der Ich-Form spricht.	Die Frau hört aufmerksam zu und fasst in den Pausen das Gehörte zusammen. Sollte ihr die Pause zu spät kommen, so signalisiert sie dem Mann (z.B. durch Handzeichen), dass es für sie genug ist, um es zusammenzufassen.
5 min	Die Frau beschreibt ...	Der Mann hört aufmerksam zu und fasst die Blöcke des Gehörten zusammen.
5 min	Der Mann beschreibt ...	Die Frau hört aufmerksam zu und fasst die Blöcke des Gehörten zusammen.
5 min	Die Frau beschreibt ...	Der Mann hört aufmerksam zu und fasst die Blöcke des Gehörten zusammen.
5 min	Der Mann beschreibt ...	Die Frau hört aufmerksam zu und fasst die Blöcke des Gehörten zusammen.

Beispiel für einige Gesprächssequenzen:

Ich vermisse Anne sehr. Ich hatte mich so auf sie gefreut. Ich hatte doch alles getan, damit sie spürt, dass bei uns willkommen ist. Nun ist bei mir alles leer, der Bauch und die Seele.	Du vermisst Anne sehr. Du hast Dich so sehr auf sie gefreut und alles getan, dass sie sich bei uns wohl fühlt. Nun ist bei Dir alles leer, der Bauch und die Seele.
Ich fühle mich in meiner Trauer so alleine und so unverstanden. Von Freundinnen und Nachbarn höre ich nur dumme Sprüche, dass ich noch jung sei und noch Kinder kriegen könne. Ich will auch mit Dir gerne über meine Trauer sprechen, aber Du bist bisher diesen Gesprächen ausgewichen. Ich will auch gerne mit Dir um Anne weinen. Ich habe den Eindruck, dass das mit Dir nicht möglich ist. Manchmal habe ich den Eindruck, dass Du gar nicht um Anne trauerst.	(hier hatte der Mann durch Handzeichen signalisiert, dass die Frau eine Pause machen soll, damit er zusammenfasst) Du fühlst Dich in Deiner Trauer alleine und unverstanden. Von Freundinnen und Nachbarn hörst Du nur dummen Sprüche. Du würdest auch gerne mit mir über den Tod von Anne sprechen und auch mit mir weinen. Bisher kam dies jedoch nicht zustande. - Ich bin froh, dass Du mir sagst, was Du gerne mit mir machen willst. (Lob)
Mir fehlt in der Zusammenfassung, dass ich manchmal den Eindruck habe, dass Du gar nicht um Anne trauerst.	Dir fehlte in meiner Zusammenfassung, dass Du manchmal den Eindruck hast, dass ich gar nicht um Anne trauere.
Wenn ich diesen Eindruck habe, dann bekomme ich eine Wut auf Dich, die ich gar nicht ausdrücken kann. Dann erstirbt alle Liebe für Dich.	Wenn Du mal wieder diesen Eindruck hast, dass ich nicht um Anne trauere, dann bekommst Du so eine Wut auf mich, die Du gar nicht ausdrücken kannst. Dann erstirbt alle Liebe zu mir. - Das erschreckt mich sehr. (eigene Gefühle)

Dieses Gesprächsverhalten ist sehr unnatürlich, aber sehr effizient.

Dies haben Studien bestätigt. Die Vorteile dieser Gesprächsform liegen klar auf der Hand:

- Der Hörer muss sich konzentrieren, um **alles** zu hören, was gesagt wurde.
- Der Sprecher erhält die Rückmeldung, was beim Hörer angekommen ist, was er verstanden hat.
- Fehlt bei der Zusammenfassung eine wichtige Information, so kann der Sprecher darauf hinweisen, dass ihm dieser Punkt wichtig ist (vielleicht war es dem Hörer unwichtig).
- Hat der Hörer etwas falsch verstanden, so kann dies dadurch sofort richtiggestellt werden.
- Der Sprecher weiß davon, was beim Hörer angekommen ist. Sprecher und Hörer haben damit den gleichen Wissensstand und wissen dies.

Wichtig ist dabei, dass jeder in seiner Rolle bleibt, der Sprecher in seiner Sprecher-Rolle mit den Sprecher-Regeln und der Zuhörer in der Zuhörer-Rolle mit den Zuhörer-Regeln. Wenn Sie sich sehr schwer tun, das Gespräch so zu führen, so gibt es folgende Hilfen:

- Nehmen Sie ein anderes Thema, das bei Ihnen nicht negativ vorbelastet ist (z. B. Urlaubspläne) , um die Übung mit ihren Regeln zu verinnerlichen. Wenn Sie diese bei einem anderen Thema beherrschen, dann wagen Sie sich an ein schwierigeres Thema, bis Sie schließlich wieder bei Ihrer Trauer sind.
- Nehmen Sie an einem EPL- oder KEK-Kurs teil.
  Inhaltlich wird beim EPL-Kurs (1 Wochenende, für frische Paare) KEK-Kurs (2 Wochenende für ältere Paare) das gleiche vermittelt. Beim KEK-Kurs wird langsamer vorgegangen, da sich bei Paaren mit längerer gemeinsamer Zeit bestimmte Verhalten eingeschlichen haben.

5.5 Trauer der Kinder

Kindern ist ein sehnsüchtig erwartetes Geschwisterkind gestorben. Auch ihn ihnen kommt eine große Enttäuschung auf. Auch sie trauern.

Zuweilen empfand das Kind das neue Geschwisterkind als Rivalen. Dann liegt es nahe, dass es Schuldgefühle entwickelt. In der kindlichen Phantasie besteht ein direkter Zusammenhang zwischen der Abneigung zu seinem Geschwisterkind und dessen Tod. Nicht immer sprechen die Kinder von sich aus darüber. Daher ist es wichtig, die Kinder dazu zu motivieren, über ihre Trauer und ihre Schuldgefühle zu sprechen. Auch wenn sie sagen, dass sie sich nicht schuldig fühlen, so können dennoch Schuldgefühle vorhanden sein. Sie werden aus Scham nicht genannt.

Allgemeine Hinweise

Immer wieder stellt sich die Frage, wie mit den trauernden Kindern umgegangen werden soll. Hierzu zunächst einige allgemeine Hinweise:

- ***Kein Kind ist zu jung***

  Kein Kind ist für die Einbindung in den Trauerprozess zu jung. So wurden erste Trauerreaktionen auf den andauernden Verlust eines Elternteils schon bei Kindern ab 6 Monaten beobachtet.
  Auch haben Studien gezeigt, dass man es im Leben bei der Verarbeitung von Leid leichter hat, wenn

- ***Sprachliche Probleme***

  Wenn wir Erwachsene uns unterhalten, kommt es immer wieder zu Missverständnissen. Oft beruhen sie darauf, dass wir die verwendeten Begriffe nicht richtig abklären. Wir benutzen die gleichen Begriffe, verstehen jedoch etwas anderes darunter. Im Umgang mit Kindern wird dies noch schwieriger, weil bei ihnen diese Definitionen noch nicht so ausgebildet sind. Wenn es dazu noch um das Tabuthema Tod geht, erschwert es alles noch zusätzlich.
  Ein gravierendes Beispiel hierzu ist „Himmel“: Wenn wir Deutsche vom „Himmel“ sprechen, so gibt es für diesen Begriff zwei Bedeutungen: den Himmel über uns und den Himmel, in dem Gott wohnt. Im englischen Sprachraum wird hier sprachlich deutlich getrennt. Der „heaven“ ist die Wohnung Gottes, der „sky“ ist der Himmel über uns. Dieser Unterschied sollte dem Kind deutlich gemacht werden. Es soll wissen, dass Sie die Wohnung Gottes meinen, wenn Sie sagen, dass das verstorbene Geschwisterkind im Himmel ist.

  Auch sollten Sie vom „Sterben“ und „Tod“ sprechen und es nicht verschönernd durch „entschlafen“ oder „heimgegangen“ umschreiben, auch wenn es in der Liturgie so bezeichnet wird. Diese Umschreibungen bergen ihre Gefahren in sich. Da Kinder unsere Redewendungen noch nicht kennt, nehmen Kinder vieles wörtlich. Dies kann zu schlimmen Folgen führen:
  entschlafen: Das Kind kann Ängste vor dem Einschlafen entwickeln, da es meint, dass man vom Schlaf leicht in den Tod kommen kann.
  heimgegangen: Das Kind kann sich fragen, warum es nicht in der elterlichen Wohnung zuhause ist und wie dieses damit gemeinte Zuhause aussieht. Es können im schlimmsten Falle sogar Todessehnsüchte entstehen, um nach Hause zu kommen. Diese Gefahr besteht besonders dann, wenn es sich bei den Eltern nicht wohl fühlt.
  den Löffel abgegeben: Schnell ist dieser Ausdruck flapsig gesagt, doch beim Kind kann er die Vorstellung entstehen lassen, wenn es mit Essen fertig ist und seinen Löffel abgibt, dass dann für das Kind Lebensgefahr besteht, es könnte dann auch sterben.

- ***Wie sage ich es meinem Kinde?***

Am einfachsten ist es, wenn Sie mit den Fakten beginnen. Umschreiben Sie nicht die Umstände, sondern erklären Sie, wie es zu dem Tode kam. Wenn Sie die Todesursache noch nicht wissen, dann geben Sie es offen zu und verweisen auf den noch ausstehenden medizinischen Befund. Wenn die Todesursache weiterhin ungeklärt bleibt, dann geben Sie Ihrem Kind diese unbeantwortete Frage so wieder zurück. Es entlastet Sie und Sie bleiben damit bei der Wahrheit.

Lassen Sie sich auf keine Spekulationen und Folgerungen ein, von denen Sie keine Kenntnis haben. Hierzu gehören auch Schuldzuweisungen.

Je offener und ehrlicher Sie mit Ihrem Kind ins Gespräch kommen, umso mehr wird sich Ihr Kind mit seinen Nöten, Gedanken, Fragen und Ängsten Ihnen gegenüber öffnen.

Lassen Sie Ihrem Kind auch Zeit für Reaktionen. Es darf auch geschwiegen und geweint werden. Nehmen Sie diese Reaktionen in das Gespräch auf.

Wenn der Informationsteil abgeschlossen ist und die ersten Gefühle gelebt wurden, können Sie Ihr Kind dazu einladen, dem Geschwisterkind ein Abschiedsbrief zu malen oder schreiben. Wenn Ihr Kind hierzu noch zu unsicher oder ungeschickt ist, können Sie auch gemeinsam etwas zum Abschied gestalten.

- ***Offener Umgang mit Trauer***

  Wenn Eltern ihre Trauer nicht offen leben, kann das Kind schnell den Eindruck gewinnen, dass Trauer unanständig oder gar verboten sei. Damit entwickelt das Kind keine gesunde Beziehung zur Trauer.

  Eine andere Fehlentwicklung ist es, wenn das Kind die Eltern mit seiner eigenen Trauer nicht belasten will. Es lernt damit, die eigene Trauer zu unterdrücken, sie nicht zu zeigen, nicht zu leben.

  Es ist daher sinnvoll, zusammen mit dem Kind zu trauern. Hierzu sollten feste Zeiten (täglich bis wöchentlich) eingerichtet werden. Das Kind lernt damit, dass es trauern darf, dass auch Erwachsene trauern, dass Trauer eine normale menschliche Reaktion auf den Verlust eines geliebten Menschen ist, die gelebt werden darf. Es lernt damit einen natürlichen Umgang mit der Trauer.

- ***Vorbild im Leben und Verarbeiten der Trauer sein***

  „Es ist gleichgültig, was du deinen Kindern sagst, sie werden doch das tun, was du ihnen vorlebst." So sagt der Volksmund sehr treffend. Dies gilt in gleicher Weise auch für die Trauer und die Verarbeitung der Trauer.

  Sie sind für Ihr Kind ein Vorbild, wie Trauer gelebt werden kann und darf und wie mit ihr gelebt werden kann. Dies geschieht dann, wenn Sie Ihr Kind mit in die Trauerriten integrieren. Durch die Art und Weise, wie Sie Ihre Trauer ausdrücken, wie Sie mit ihr umgehen und Sie mit der Trauer leben, lernt Ihr Kind für sich, die eigene Trauer auszudrücken, mit ihr umzugehen und mit ihr zu leben. Darüber hinaus schafft dies emotionale Nähe.

  Scheuen Sie sich daher nicht, Ihr Kind regelmäßig mit in Ihre Trauerriten einzuladen. Es ist eine gute Investition für die künftige Trauerbewältigung Ihres Kindes. Hierzu sollten Sie Ihrem Kind die Gelegenheit bekommen, zu lernen, wie man trauert.

- ***Kinder in die Rituale einbinden***

  Immer wieder wird die Frage gestellt, ob Kinder den Leichnam ihres toten Geschwisterkindes sehen sollen, ob sie mit zur Trauerfeier und Beerdigung sollen, ob sie mit in die gesellschaftlichen und religiösen Rituale um Tod und Trauer mit eingebunden werden sollen.

  Kinder sollten auf jeden Fall eingeladen werden, an den gesellschaftlichen und religiösen Ritualen um Tod und Trauer teilzunehmen. Es macht damit erste Erfahrungen mit diesen Riten, die dem Kind bei späteren Todesfällen dann schon vertraut sind und damit auch Sicherheit geben.

  Wird ein Kind zur Trauerfeier oder Bestattung mitgenommen, so ist es sinnvoll, diesem einen ihm nahestehenden Menschen zur Hand zu geben, an den es sich wenden kann, wenn es Fragen hat oder gehen will. Damit wird ihm Unverständliches sogleich erklärt und es weiß, dass es nicht verpflichtet ist alles mitzumachen, sondern jederzeit gehen kann, wenn es ihm zu viel werden sollte.

> Kinder haben das Recht,
> sich von einem Familienmitglied zu verabschieden.
> (Wolfgang Holzschuh)

- ***Rituale mit dem Kind leben***

  Regelmäßig gelebte Rituale können Ihrem Kind auch Sicherheit im Umgang mit der Trauer geben. Wenn Sie z.B. täglich oder wöchentlich eine Kerze für das Geschwisterkind anzünden, so laden Sie Ihr Kind mit ein. Wenn Sie mit Ihrem Kind täglich ein Gute-Nacht-Gebet beten, so nennen Sie dabei auch jedes Mal das Geschwisterkind. Wenn Sie regelmäßig zum Grab auf den Friedhof gehen, nehmen Sie Ihr Kind mit.

  Die jährlichen kirchlichen (z.B.: Jahresmesse, Allerheiligen, Allerseelen, Totensonntag) und weltlichen (z.B.: Worldwide Candlelighting) Rituale, die den Tod aufgreifen. Die regelmäßige Mitnahme der Kinder zu diesen öffentlichen Ritualen vermittelt den Kindern ein Gefühl von Ordnung und des Trostes.

  Durch diese Riten lernt Ihr Kind, wie mit Trauer umgegangen werden kann. In seinem späteren Leben kann es bei anderen Trauerfällen auf diese Erfahrungen zurückgreifen, auch wenn es diese jetzt noch nicht versteht. Es steht dem Tod nicht hilflos gegenüber, sondern weiß, was hierbei tröstend wirkt. Dies hilft Ihrem Kind dann in der Trauerbewältigung und Trauerarbeit.

- ***Kinder in ihren Bedürfnissen ernst nehmen***

  Wenn Kinder im Zusammenhang eines Todesfalles Wünsche haben, dann sollten diese beachtet und berücksichtigt werden.

  Als Grundregel sollte hierbei gelten: „Keine Gewalt gegen Kinder.“ Sie gegen ihren Willen zur Beerdigung mitnehmen ist ebenso Gewalt, wie sie gegen ihren Willen von ihr fern halten.

  Wie Untersuchungen zeigen, konnten Kinder mit dem Tod eines Elternteils besser bewältigen, wenn sie bereits Erfahrungen mit dem Tod eines nicht so nahestehenden Menschen gemacht haben.

  Somit gibt es keinen Grund, Kinder vor dem Leid des Todes und der damit verbundenen Trauer schützen zu wollen. Es gibt jedoch gewichtige Gründe, sie zum natürlichen Umgang mit dem Tod hinzuführen.

- ***Kinder in Entscheidungen einbinden***

  Nach dem Tod eines Geschwisterkindes stehen verschiedene Entscheidungen an: Welchen Namen soll das Geschwisterkind bekommen? Was möchte das Kind als Erinnerung an sein verstorbenes Geschwisterkind gerne behalten? Was soll aus dem Kinderzimmer werden? Wie soll es umgestaltet werden? Wann soll es getan werden? ... Wenn Sie hierbei das Kind in die Entscheidungen einbeziehen, zeigt es, dass Sie die Wünsche des Kindes respektieren. Dies hilft ihm in dessen Trauerarbeit.

- ***Altersgemäße Hilfen***

  Je jünger ein Kind ist, umso mehr Hilfen braucht es beim Verstehen des Geschehenen. Hierbei sollte ein Klima geschaffen werden, in dem sich das Kind traut, seine Fragen zu Sterben und Tod stellen zu können: Warum sterben Kinder? Werde auch ich (bald) sterben? Tut sterben weh? Warum kann der Doktor das Sterben nicht verhindern? Wo kommen die Toten hin? Warum lässt Gott das Sterben zu?

  Diese Fragen werden oft immer wieder aufs Neue gestellt. Hierauf sollten immer die gleichen ehrlichen Antworten erfolgen.

- ***Noch keine volle Ausdrucksweise***

Die verbale Möglichkeit der Ausdrucksweise ist bei Kindern noch nicht voll ausgebildet. Sie tun sich besonders schwer, wenn es um Gefühle geht. Wenn diese Gefühle dazu noch für sie neu sind, fehlen ihnen die Worte, um das Auszudrücken, was sie empfinden.

Da den Kindern die Worte fehlen, kommt die Trauer häufig in anderer Weise zum Ausdruck. Dabei ist nahezu alles möglich: Wut und Aggression, wie auch stilles Weinen; Krach und laute Musik machend, wie auch stille Zurückgezogenheit.

Mitunter fallen Kinder in ihrer Entwicklungsstufe zurück und machen etwas, was sie bereits hinter sich gelassen haben. Bettnässen ist hierfür ein häufiges Beispiel.

Hier ist es hilfreich, wenn die Kinder – dem Alter angemessen - malend, bastelnd, Bücher (vor-)lesend oder spielend das zum Ausdruck bringen können, was sie empfinden.

- ***Umgang mit den Fragen des Kindes***

  Auf die vom Kind gestellten Fragen sollte dem Alter entsprechend eingegangen werden. Keine der Fragen sollte unbeantwortet bleiben. Die Antwort „Ich weiß auch nicht, warum Gabi sterben musste. Ich stelle mir die gleiche Frage und habe keine Antwort." ist für das Kind auch eine Antwort. Es lernt damit, dass es Situationen im Leben gibt, auf die selbst Erwachsene keine Antwort haben und nach Antwort suchen.

  Die Fragen sollten ehrlich beantwortet werden. Ein „Gabi ist von uns gegangen" oder gar „Gabi ist weggegangen" kann schlimme Folgen haben. Eine Mutter berichtete, dass ihre kleine Tochter Monate nach einer solchen Antwort gefragt hatte: „Wann kommt Gabi wieder zurück?" Bei dem Kind setzte sich die Vorstellung fest, dass Gabi nur mal weggegangen war und irgendwann wiederkommen würde.

  Es macht daher Sinn, von den blumigen Umschreibungen des Todes zu lassen und klar und deutlich vom Tod zu sprechen. Das Kind wurde nicht abberufen, trat nicht seine letzte Reise an, es starb und ist nun tot.

  Fragt das Kind nach dem Ort, an dem nun sein Geschwisterkind ist, so ist Ihr Glaube gefragt. Sie besitzen nun die Möglichkeit, ein Glaubenszeugnis abzulegen. Sollten Sie selbst an ein Weiterleben nach dem Tode zweifeln oder es bestreiten, so haben Sie dennoch die Möglichkeit zu sagen: „Die meisten Menschen glauben, dass Gabi bei Gott im Himmel ist. (Ich aber habe damit meine Probleme, dies zu glauben.)"

- ***Andere Verarbeitungsmechanismen***

  Kinder verarbeiten Leid anders als Erwachsene. Sie besitzen eine natürliche Schutzeinrichtung, die ihnen das Leid nur in kleinen Häppchen zuteil werden lässt. So ist es Kindern möglich, soeben noch um sein Geschwisterkind zu weinen, dann aber sogleich freudig mit dem Freund spielen geht, wenn dieser an der Haustüre läutet. Durch die anderen Verarbeitungs- und Schutzmechanismen des Kindes sollten Eltern nicht den Eindruck gewinnen, dass das Kind nicht um das verstorbene Geschwisterkind trauere. Es trauert, nur anders.

- ***Andere Gesprächspartner***

  Es kann sein, dass das Kind lieber mit einem anderen Menschen über seine Trauer spricht, als mit Ihnen. Das kann die Bemühung sein, die Eltern vor weiterem Leid zu bewahren.

  Zeigen Sie in diesem Falle Verständnis für diesen Wunsch und ermöglichen Sie die gewünschten Gespräche mit Freunden oder anderen Erwachsenen, die dem Kind vertraut sind.

- ***Feste Struktur gibt Sicherheit***

  Wenn alte Menschen im hohen Alter sterben, können wir es verstehen und akzeptieren. Wenn Kinder sterben, raubt uns dieser Tod alle Sicherheiten des Lebens. Nichts ist mehr sicher. Alles ist möglich. Das erleben Sie, die verwaisten Eltern, am deutlichsten.

  Auch Kinder haben dieses Gefühl und die damit ausgelösten Ängste. Auf der rein rationalen Ebene sind Kinder hierbei noch weniger zu erreichen, als wir Erwachsene. Daher sind andere Lösungswege gefragt.

Dem Tag und der Woche weiterhin seine feste Struktur zu geben, vermittelt dem Kind, dass bei aller Unsicherheit, die der Tod des Geschwisterkindes ausgelöst hat, unser Leben weiterhin seinen Lauf nimmt. Es ist nicht alles aus den Fugen geraten. Der Ablauf des Tages und der Woche bleiben bestehen. Hier hat sich nichts verändert, bis auf die Hinzunahme der Trauerzeiten um das verstorbene Geschwisterkind. Das vermittelt rasch Sicherheit und lässt die intensive Zeit der Trauer gut überstehen.

Auch regelmäßig gelebte Rituale stellen eine feste Struktur dar und geben Sicherheit.

- ***Elternliebe bezeugen***

  Besonders in seiner Trauer ist es für das Kind wichtig, elterliche Liebe zu erfahren. Dies gilt insbesondere, wenn Schuldgefühle aufgetreten sind.

  Diese elterliche Liebe sollten Sie Ihrem Kind immer wieder zusprechen und durch (gewohnte) Gesten und Riten unterstreichen und konkret erfahrbar werden lassen.

  Diese Liebesbekundungen sollte jedoch nicht nur dann erfolgen, wenn das Kind nicht trauert, sondern auch in seiner Trauerphase. Damit erfährt das Kind bedingungslose Liebe und muss sich nicht anstrengen, nicht zu trauern, um geliebt zu werden.

- ***Die Trauer der Eltern erklären***

  Kinder nehmen die Trauer der Eltern wahr. Wenn sie die Mutter weinen sehen und den Grund nicht wissen, so kann dies Schuldgefühle beim Kind auslösen.

  Daher ist es wichtig, dem Kind deutlich zu machen, dass die Eltern auch um das verstorbene Kind trauern. Doch die Trauer der Eltern ist anders als die Trauer der Kinder. Die Mutter wird in den nächsten Wochen häufiger weinen als das Kind. Wenn die Mutter weint, dann denkt sie an das gestorbene Kind und ist daher wieder sehr traurig. Das hat nichts mit dem lebenden Kind zu tun.

  So wie Sie mit Ihrer Trauer umgehen, haben Sie für Ihr Kind Vorbildcharakter. Wenn Sie versuchen, Ihre Trauer zu verbergen, wird auch Ihr Kind seine Trauer verbergen. Wenn Sie Ihrem Kind offen Ihren Umgang mit Ihrer Trauer zeigen, ermutigen Sie es, seine Trauer auch offen zu leben.

- ***Folgen von Abschirmung***

  Wir Erwachsene wollen besonders Kinder vor Schmerz und Leid bewahren. In einer falsch verstandenen Fürsorge werden Kinder oft von Tod und aller Trauer abgeschirmt. Die Kinder entwickeln dann häufig magische Vorstellungen über Sterben und Tod. Diese Phantasien können im Erwachsenenalter den Umgang mit Trauer erschweren.

  Dem lebenden Kind kommt ein Ausschluss von der Trauer – nicht nur Trauerfeier und Bestattung – einem Ausschluss aus dem Familienkreis gleich. Es kann sich bevormundet, gekränkt und unwichtig fühlen.

  Es hat doch auch einen Verlust erlitten, den Verlust seines Geschwisterkindes Daher sieht es sich in der gleichen Position und will oft auch mit eingebunden sein.

  Es spricht nichts dafür, Kinder von vorn herein vom Thema Sterben und Tod fern zu halten. Sie müssen sich in ihrem Leben diesem Thema irgendwann stellen. Je früher sie gut an das Thema herangeführt werden, um so besser können sie in ihrem Leben mit Tod und Trauer umgehen.

Es spricht nichts dafür, Kinder vom Thema Tod fern halten zu wollen.
Es spricht alles dafür, Kinder gut zum Thema Tod hinzuführen.

Altersgemäßer Umgang

Die Haupttätigkeit eines Kindes ist das Lernen. Kinder lernen die Welt und unsere Gesellschaft kennen. Keine andere Personengruppe lernt in so kurzer Zeit so intensiv wie Kinder. In nicht ganz zwei Jahrzehnten kommt das Wissen des Kindes von 0 auf 100.

Daher sollte auf das jeweilige Alter des Kindes geachtet werden, insbesondere wenn es so elementare Dinge geht, wie der Umgang mit dem Tod. Schließlich können wir uns im Leben um vieles drücken, vielem aus dem Weg gehen, doch dem Umgang mit dem Tod müssen wir uns alle stellen, spätestens wenn es unser eigener Tod ist.

Um eine dem Alter des Kindes angemessenen Umgang pflegen zu können, seien hier einige Eckdaten genannt. Man sollte daher nicht dem Fehler anheim fallen zu meinen, ein Kind der Vorschulzeit könne noch nicht trauern und bräuchte daher nicht in den Prozess eingebunden werden.

- ***2-5 Jahre***

  Kinder dieser Altersgruppe besitzen noch kein rechtes Verständnis von der Endgültigkeit des Todes. Äußerungen wie „Kann Papa denn Gabi nicht reparieren?" kommen daher immer wieder vor.

  Auch besitzen diese Kinder noch keine rechte Vorstellung von Zeit. Äußerungen wie „Jetzt ist er genug tot. Nun holen wir ihn wieder zurück" sind durchaus möglich und für diese Altersgruppe normal.
  Diesen Kindern ist es wichtig, die Endlichkeit und Unabwendbarkeit des Todes deutlich zu machen.

- ***6-9 Jahre***

  Kinder dieser Altersgruppe bilden eine Märchen- und Phantasiewelt aus, die aber auch teilweise Bezug zur Realität besitzt.
  Diese Kinder neigen in besonderer Weise auf der Suche nach der Ursache des Todes bei sich selbst zu suchen. Wenn dieses Thema nicht angesprochen wird, bilden sie rasch Schuldgefühle, da ihnen kein anderer Grund für den Tod genannt wird.
  Besonders gefährlich wird es, wenn es zwischen den Geschwistern Neid und Rivalitäten gab. Schon allein die einmalige Wunschvorstellung, dass das Geschwisterkind tot sein möge, kann für dieses Kind Grund für Übernahme der Schuld an dessen Tod nach sich ziehen.

- ***10-12 Jahre***

  Kinder dieser Altersgruppe erkennen, dass der Tod unwiderruflich ist. Ihnen wird bewusst, dass unser Leben auf Erden endlich ist. Meist haben sie großes Interesse am biologischen Vorgang des Sterbens und sind für sachliche Erklärung aufgeschlossen. Den Tod nehmen sie häufig emotionslos hin. Dies bedeutet jedoch nicht, dass sie nicht trauern.
  Diesen Kindern sollten alle Fragen zum Thema Sterben und Tod offen begegnet werden. Wenn Sie mal auf eine Frage keine Antwort wissen, dann sollten Sie dies frei zugeben, gerade bei den Warum-Fragen. Damit lernt das Kind, dass Sterben und Tod und Menschen Grenzen aufzeigen, die wir nicht überschreiten können.

- ***13-18 Jahre***

  Jugendliche in der Pubertät erleben den Abschied von ihrer Kindheit. Dadurch ist ihnen diese Lebensphase bereits von Trauer überschattet, dennoch können sie mit Trauer schlecht umgehen. Weinen wird häufig unterdrückt.
  Pubertierende nabeln sich von ihren Eltern ab. Gleichaltrige können bei einem Todesfall in der Familie kaum Unterstützung geben, da diese mit ihrem eigenen Abschied von der Kindheit beschäftigt sind und kaum eigene Erfahrungen mit Trauer und Trost nach dem Tod eines geliebten Menschen gemacht haben. Verständnisvolle

Verwandte oder andere einfühlsame Erwachsende lassen Pubertierende als Trauerbegleiter meist eher als ihre eigenen Eltern.

Kinder können trauern. Diese Fähigkeit sollten Erwachsene nicht außer Acht lassen. Kinder können auch ein gewisses Maß an Eigenverantwortung für sich übernehmen. Daher sollte auf die Wünsche der Kinder eingegangen werden. Kinder sollten für ihre Trauer einen Ansprechpartner haben, mit dem sie darüber sprechen können. Dieser müssen nicht die Eltern sein.

Schuldgefühle der Kinder

Kinder ab 5 Jahre kennen das Gefühl der Schuld. Das gefährliche daran ist, dass sie Dinge in Zusammenhang bringen, die nichts miteinander zu tun haben, wenn ihnen nicht verständlich genug erklärt wird, warum etwas geschehen ist.

Kinder ab 5 Jahren brauchen von Anfang an eine für sie verständliche Antwort darauf, warum ihr Geschwisterkind gestorben ist. Sie müssen verstehen, dass der Tod des Geschwisterkindes nichts mit dem zu tun hat, was sie getan oder unterlassen haben, dass sie somit keinen Einfluss auf den Tod des Geschwisterkindes hatten.

Besonders schwer ist es, wenn die Todesursache unklar ist. Hierbei kann es hilfreich sein, an Erfahrungen und Beobachtungen anzuknüpfen, die das Kind bereits kennt, dass Dinge einfach passieren und niemand weiß weshalb. So kann hier z.B. gesagt werden: „Niemand weiß, warum im Herbst zuerst das eine Blatt vom Baum fällt und nicht das andere."

Um das Kind wirklich von allen Schuldgefühlen freisprechen zu können, ist es wichtig, das Kind zu ermutigen, Fragen zu stellen und über seine Gefühle zu sprechen. Nur wenn es Fragen stellt und über seine Gefühle spricht, können Sie sehen, was in Ihrem Kind vorgeht und evtl. Schuldgefühlen entgegentreten.

Kinder, die doppelten Verlierer

Trauernde Kinder werden häufig als „doppelten Verlierer" bezeichnet. Zunächst trauern sie um den Verlust ihres Geschwisterkindes. Diese Trauer haben sie mit den anderen Familienangehörigen gemeinsam.

Trauernde Kinder verlieren jedoch auch ihre Eltern. In deren Trauer sind sie nicht mehr die, die sie vor dem Tod des Geschwisterkinds waren, und werden diese auch nie wieder sein. Sie haben durch diesen Tod auch ihre alten Eltern verloren und neue Eltern erhalten, trauernde Eltern. Dies ist ihr zweiter Verlust.

Pubertierende, die dreifachen Verlierer

Es gibt die Auffassung, dass Pubertät eine Trauerphase sei. Der/Die Jugendliche nimmt zwangsweise Abschied von seiner Kindheit. Er/Sie tritt in einen neuen Lebensabschnitt, der ihm/ihr völlig fremd ist.

Auch biologisch verändert sich der/die Jugendliche. Aus dem Jungen wird ein junger Mann. Er spürt dies vor allem durch seinen Stimmbruch und seinen Bartwuchs. - Aus dem Mädchen wird eine junge Frau. Ihr wachsen die Brüste und sie bekommt monatlich ihre Blutungen.

Diese körperlichen und seelischen Veränderungen stellen insofern Trauer dar, als dass er/sie umgeformt werden zu einem neuen Menschen. Das Altbekannte lassen sie zurück, verlieren es zwangsweise. Dies ist ein Ausdruck von Trauer.

Pubertierende sind somit im Trauerfall die dreifachen Verlierer, insofern sie durch den Tod den Verstorbenen verlieren, durch die Trauer deren eigene Trauer ihre Eltern als Hilfe und Trost verlieren und dazu noch ihre eigene Identität verlieren und sich vom Kind zum Erwachsenen entwickeln.

Der Gedanke, dass Pubertät eine Trauerzeit ist, macht deutlich, dass diese nicht in wenigen Wochen oder Monaten durchschritten ist, sondern dass es hierfür Jahre bedarf. Ähnlich ist es auch mit der Trauer um einen geliebten Menschen. Auch diese Trauer dauert Jahre und Jahrzehnte.

Schulpflichtige Kinder, die weiteren Verlierer

Schulpflichtige Kinder sind nicht nur die doppelten bzw. dreifachen Verlierer, ihnen droht noch der Verlust der Schulklasse durch Sitzenbleiben.

Zur Trauer um das Geschwisterkind und dem Wegfall der trauernden Eltern als Hilfe und Stütze kommt der weitere Leistungsdruck der Schule. Hier gibt es nur in den Ferien eine kurze Atempause, doch danach müssen sie gleich wieder unverändert Leistung erbringen, so wie die unbelasteten Kinder. Gelingt es dem Kind nicht, das Klassenziel zu erreichen, muss das Schuljahr wiederholt werden. Damit verliert es einen weiteren Sicherheits- und Stabilitätsfaktor seines Lebens, die Klassenkameraden.

Damit dies nicht erfolgen muss, sei auf folgende Hilfestellungen hingewiesen:

- Erkennen Sie an, wie viel Kraft das alles kostet.
- Hören Sie genau hin und beobachten Sie genau.
- Informieren Sie mit dem Klassenlehrer über den Verlust des Geschwisterkindes und verweisen sie ihn auf die Handreichung für Lehrkräfte „Vom Umgang mit der Trauer in der Schule" (Ministerium für Kultus, Jugend und Sport Baden-Württemberg) oder besorgen Sie ihm diese sogleich (ist kostenlos zu beziehen).
- Organisieren Sie bei Bedarf Nachhilfestunden.
- Wenden Sie sich notfalls an eine Beratungsstelle.

Bei weiterhin guter erbrachter Schulleistung loben Sie Ihr Kind, etwa so: „Ich finde es toll, dass du trotz deiner schweren Lage so eine gute Note geschrieben hast. Wenn ich etwas für dich tun kann oder du später Hilfe brauchst, sage mir einfach Bescheid."

Andernfalls könnten Sie sagen: „Leider hat es mit dieser Arbeit nicht so gut geklappt. Ich kann mir denken, woran es liegt. Du kannst dich nicht mehr so richtig konzentrieren. Die Situation kann ich nicht ändern, aber ich möchte dir gerne helfen. Vielleicht finden wir gemeinsam eine Lösung, damit die nächsten Arbeiten wieder besser werden."

Kinder und der Glaube

Der Tod wirft zwangsweise die Frage nach dem eigenen Glauben auf. Unser Lebens- und Gottesbild wird durch den Tod eines geliebten Menschen auf den Prüfstand gestellt. Mitunter kommt es vor, dass wir dieses Gottesbild korrigieren müssen.

Im Umgang mit dem trauernden Kind ist es wichtig, dass Sie offen über Ihren Glauben, aber auch über Ihre Fragen und Zweifel sprechen. Lassen Sie Ihr Kind teilhaben an Ihrem Hadern mit Gott, denn auch das ist Gebet. Nehmen Sie Ihr Kind mit auf Ihrer Suche nach Antworten und teilen Sie diese Ihrem Kind mit, wenn Sie eine Antwort gefunden haben. Das Kind muss diese von Ihnen gefundene Antwort nicht zwangsweise nachvollziehen müssen. Viel wichtiger ist es, dass Ihr Kind lernt, dass es Fragen gibt, die man nicht gleich beantworten kann, und Fragen gibt, auf die wir Menschen nie eine Antwort bekommen, wie z.B. alle Warum-Fragen.

Zu sagen, dass es Gottes Wille sei, dass das Geschwisterkind starb, birgt die Gefahr der Rebellion gegen Gott, da das Kind sein Geschwister gerne behalten hätte. Zu sagen, dass Gott dieses Kind (mehr) geliebt hätte, so kann es zu einer Reihe übler Fehlentwicklungen führen:

- Ihr Kind kann für sich entscheiden, künftig böse zu sein, damit Gott es nicht liebt und es daher nicht sterben muss.

- Ihr Kind kann sich jedoch auch fragen, ob es denn so böse sei, dass Gott es nicht liebe, weil er es noch leben lässt.
- Ihr Kind kann auch Angst vor der Liebe Gottes entwicklen, da es die Gottesliebe immer mit Sterben und Tod in Verbindung bringt.

Eine besondere Herausforderung für die verwaisten Eltern ist es immer wieder, den Kindern den Tod an sich und auch aus ihrem Glauben heraus zu erklären. Tun sich manche verwaisten Eltern selbst schon schwer damit, wie sollen sie dann ihren Kindern hierbei Hilfe und Stütze sein.

Hinzu kommt es, dass dies altersgemäß den Kindern vermittelt werden soll, damit sie es auch verstehen können. Hierzu habe ich nachfolgende Geschichte verfasst, die bei den ersten Einsätzen bei Kindern unter 10 Jahren gute Resonanzen hervorriefen. Darin brachte ich unser christliches Verständnis von Sterben, Tod und Auferstehung mit biblischen Bildern zum Ausdruck. Auch Juden und Muslime können diese Geschichte in gleicher Weise einsetzen. Besitzen auch sie ähnliche Vorstellungen.

Es ist die Geschichte die Geschichte vom König von Jerusalem. Es ist nicht das irdische Jerusalem gemeint, sondern das himmlische, so wie es auch in der Bibel ausgedrückt ist. Der „**König von Jerusalem**“ ist Gott selbst.

In einem weit entfernten Land lebt ein König, der alle Menschen und Tiere liebt.
Er hat ein sehr großes Land und ist daher auch sehr reich.
Täglich feiert er mit allen Menschen seines Landes eine großes Fest.
Da gibt es die leckersten Speisen und die feinsten Getränke.
Mensch und Tier freuen sich am Ende jeden Tages auf das Fest am kommenden Tag.
Sie sind auch gespannt, wen der König für den nächsten Tag aus den Ländern der Erde zu sich einlädt.
Die neuen Gäste - ob alt oder jung - dürfen am ersten Tag am Tisch des Königs sitzen und mit ihm reden.
Der König lädt alle Menschen und Tiere der Erde zu diesem Fest ein.
Die einen Menschen bekommen diese Einladung schon als kleines Kind.
Andere Menschen bekommen diese Einladung erst im hohen Alter.
Niemand wird ausgelassen.
Wenn jemand die Einladung zu diesem Fest bekommt, folgt er ihr sofort.
Weil es bei dem lieben König so schön ist, will kein Mensch und kein Tier wieder in sein früheres Land zurück.
Sie wissen, alle anderen Menschen und Tiere, die sie hier zurückgelassen haben, kommen irgendwann nach.
Dann können alle zusammen an diesem großen Fest gemeinsam feiern.
Darauf freuen sich alle.

Weiterer Umgang mit dem Thema Tod

Jeder andere Tod von Mensch, Tier und Pflanze sollte Anlass geben, um wieder neu mit dem Kind über Sterben und Tod zu sprechen. Damit leisten Sie einen wichtigen Beitrag in der Trauerarbeit des Kindes. Es erkennt dadurch, dass der Tod etwas Natürliches ist, das Mensch, Tier und Pflanze in gleicher Weise betrifft.

Der Regensburger Trauerforscher Wolfgang Holzschuh betont die große Bedeutung, Kinder schon früh an das Thema Sterben und Tod heranzuführen:

> Kinder sollten früh Verhaltensweisen zum Umgang mit dem Tod erleben und erlernen; wird ihnen die Begegnung mit dem Tod erspart, bietet sich dazu keine Möglichkeit und die Furcht vor Sterben und Tod nimmt zu.
> (Wolfgang Holzschuh)

Sehr empfehlenswert: Ministerium für Kultus, Jugend und Sport Baden-Württemberg (Hg.): Um Umgang mit Trauer in der Schule. Handreichung für Lehrkräfte und Erzieher/innen. - Diese Handreichung kann kostenlos beim Ministerium bezogen werden.

5.6 Wie sage ich es den anderen?

Eine große Herausforderung ist für viele verwaiste Eltern die Antwort auf die Frage, wie es den anderen Menschen zu sagen ist.

Diese kennen Ihre Erfahrung nicht und können daher auch meist nicht oder nur schlecht nachempfinden, was Sie erlebt haben. Auf diesem Hintergrund sind die meisten dummen Sprüche (oft gut gemeint aber verletzend) zu sehen.

Eine wichtige Frage ist hierzu, welchem Personenkreis Sie sagen wollen, dass Ihr Kind verstorben ist. Davon hängt die Wahl der Methode ab. Im Folgenden ist ein Spektrum von ganz offenen bis hin zu sehr persönlichen Möglichkeiten aufgeführt:

- **Aufgabe einer Geburts- und Todesanzeige**

  Die Aufgabe einer Geburts- und Todesanzeige ist auch im Zeitalter der Telekommunikation ein gängiger Weg, um einer breiten Öffentlichkeit rasch wichtige Informationen zukommen zu lassen. Inzwischen haben einige Tageszeitungen vorbereitete Texte und Bilder, aus denen Sie aussuchen können.

  Mitunter können Sie auch die Gestaltung der Anzeige selbst übernehmen. Fragen Sie hierzu bei Ihrer Zeitung nach. (Beispiele hierfür sind im Anhang)

  Vorteil:

  Die Information erreicht rasch alle Leser dieser Zeitung.

  Die Anzeige lässt sich archivieren (z. B. im Kinderalbum).

  Nachteil:

  Die Anzeige können nur die Leser dieser Zeitung lesen.

  Die Information steht nur an dem einen Tag zur Verfügung.

- **Einladung für gewünschten Personenkreis**

  Mit der Einladung für einen gewünschten Personenkreis können Sie sehr gezielt auswählen, wer von Ihrer Trauer erfahren darf. Andere verwaiste Eltern sind dabei wie folgt vorgegangen:

  1. Sie haben den Personenkreis festgelegt, den sie einladen wollten. War die Wohnung zu klein, um alle Personen an einem Abend aufnehmen zu können, so wurde diese Einladung wiederholt oder ein größerer Raum angemietet.
  2. Den Gästen wurde mitgeteilt, dass das erwartete Kind nun tot ist und wie sehr sie nun darum trauern. Einige Eltern legten zur Verdeutlichung die Bilder des toten Kindes offen auf den Tisch oder reichten sie herum.
  3. Verwaiste Eltern nannten ihren Gästen ihre Wünsche. Damit wussten diese, wie sie sich künftig verhalten sollen, um ihnen zu helfen:
     – gelegentlich für sie mitkochen
     – ihre Kinder stundenweise zu sich nehmen
     – sie zum Einkaufen oder zu Ämtern begleiten
     – mit ihnen zum Grab des Kindes gehen
     – mit ihnen gelegentlich spazieren gehen

– sie immer wieder fragen, wie es ihnen geht

– . . . (Ihre ganz persönlichen Wünsche)

Aus Ihrer persönlichen Wunschliste kann sich jeder Ihrer Gäste den für ihn passenden Wunsch übernehmen. Es wäre für die Menschen eine Überforderung, von jedem die Erfüllung aller Ihrer Wünsche zu erwarten. Die Erfahrung zeigt, dass Menschen von sich aus verschiedene Punkte übernehmen. Es kann sein, dass dann noch der eine oder andere Wunsch offen bleibt. Sprechen Sie dann die Menschen gezielt darauf an oder wenden Sie sich dann einfach an andere Freunde und Bekannte.

Vorteil:

Der Personenkreis lässt sich damit exakt eingrenzen.

Der Personenkreis lässt sich nach Wunsch erweitern.

Sie kommen mit den Personen ins Gespräch.

Sie machen ihnen klar, dass Sie um ein Kind trauern, nicht um einen Zellhaufen.

Sie können gemeinsam um Ihr Kind trauern.

Auftretende Fragen können Sie sofort beantworten.

Sie können Ihre Wünsche klar mitteilen.

Diese Methode ist persönlicher und einfühlsamer.

In der Summe dessen ist es die effektivste Methode.

Nachteil:

Die Information kommt nur diesem begrenzten Kreis zu.

- **Einrichten einer Internetseite**

Im Zeitalter des Internets nutzen immer mehr verwaiste Eltern die Möglichkeit, den Tod ihres Kindes mit Bild und Text der gesamten Welt bekannt zu geben. Hierzu nutzen viele Eltern das Angebot kostenloser Internetseiten. Einige melden hierfür eine eigene Domain an, die es auch für weniger als 10 € jährliche Gebühr gibt. (Beispiele dafür, wie es andere verwaiste Eltern machen, sind zu finden unter: www.kindergrab.de)

Vorteil:

Weltweit können alle Menschen mit Internetzugang die Information lesen.

Die Informationen stehen noch nach Jahren zur Verfügung.

Die Texte können immer wieder erweitert bzw. abgeändert werden.

Nachteil:

Nur Menschen mit Internetzugang kommen an diese Informationen.

Die Seite muss erst eingerichtet werden, was meist Wochen dauert.

Die Seite muss bekannt gemacht werden.

- **Selbsthilfegruppe (SHG)**

Leider ist es so, dass von den Mitmenschen immer weniger Verständnis für die Trauer um ein verstorbenes Kind erfahren wird, je früher das Kind während der Schwangerschaft verstorben ist.

Noch haben wenige Menschen für einen Schwangerschaftsabbruch (SSA) Verständnis. Daher kann es vorkommen, dass Sie sich nach den ersten zaghaften Versuchen, von Ihrem Leid zu erzählen, gänzlich in sich zurückziehen, weil Sie nur dumme Sprüche und Ablehnung erfahren haben. Hier kann der Gang zu einer SHG ein wichtiger Ausweg sein.

Vorteil:

Sie können sich mit Betroffenen über Ihr Schicksal austauschen.

Nachteil:

Es sind in der Regel nur fremde Menschen.

Sie treffen sich nur an den Terminen und nach zeitlichen Absprachen.

Mir sind zwar noch keine SHG nach SSA in Deutschland bekannt, aber das kann sich in den nächsten Jahren ändern. Vielleicht machen Sie damit den Anfang.

- **Beratung, Therapie**

  Beratung und Therapie ist ein weiterer Weg, um mit zumindest einem Menschen über Ihr Schicksal zu sprechen. Beratungsstellen arbeiten meist kostenlos bzw. nehmen ein geringes Entgeld. Eine Therapie hingegen muss bezahlt werden.

  Mit Beratung oder Therapie haben Sie für einen begrenzten Zeitraum zumindest einen Menschen, mit dem Sie über Ihr Leid sprechen können.

  Vorteil:

  Sie können mit einem „Profi“ sprechen. .

  Nachteil:

  Es kostet (Therapie ist teuer).

  Sie haben nur diesen einen Menschen, mit dem Sie sprechen können.

  Die Zeit ist begrenzt, in der Sie mit dieser Person sprechen können.

- **Foren im Internet**

  Die Aussprache in Internetforen ist nach der Beratung und Therapie eine weitere Form, sich nur mit einem sehr engen Kreis von Menschen über das Erlebte auszutauschen. Hierbei handelt es sich meist um Betroffene, mit denen Sie in Kontakt kommen.

  Vorteil:

  Sie können sich mit Betroffenen über Ihr Schicksal austauschen.

  Die Dauer des Kontaktes ist zeitlich unbegrenzt.

  Nachteil:

  Sie benötigen hierfür einen Internetzugang.

  Sie müssen alles schreiben (können nicht einfach nur sprechen).

  Gefühle müssen genannt und beschrieben werden, um sie mitzuteilen (weinen alleine geht hier nicht).

„***Sie können sich mit Betroffenen über Ihr Schicksal austauschen***“ ist in dieser Auflistung zweimal genannt. Wegen der großen Bedeutung dieser Möglichkeit wurde sie hervorgehoben. Die Vorteile sind: Betroffene können mit Ihnen fühlen – sie haben es selbst auch erlebt – sie wissen aus eigenem Erleben, wie das ist, wenn . . . – sie können Ihnen sagen, wie sie es erlebt, empfunden und geschafft haben – wie ein Scout können Betroffene Ihnen in Ihrer Trauer Weggefährte und Fährtensucher sein – nur Betroffene können Ihnen aus dem Herzen heraus den Satz sagen: „Ich verstehe Sie.“

Es macht Sinn, eine dieser Möglichkeiten zu wählen und Mitmenschen von Ihrem Schicksal wissen zu lassen. Wenn Sie sich anders entscheiden, wissen nur Sie alleine davon. Dies bedeutet dann für Sie, dass Sie mit keinem Menschen darüber sprechen können, dass Sie kein Verständnis für Ihre Situation erwarten können, dass Sie keine Hilfe und Unterstützung erfahren können. In diesem unvergesslichen Geschehen Ihres Lebens sind Sie dann ein einsamer Mensch. Dies erschwert Ihre Situation nur unnötig. Daher sollten Sie sich zumindest für einen Personenkreis entscheiden, mit dem Sie sich über das Erlebte austauschen können. Machen Sie es sich nicht unnötig schwer.

Nehmen Sie zumindest eine der Möglichkeiten. Sie tun sich damit nur etwas Gutes.

5.7 Wohin soll ich mich wenden?

Besonders, wenn Sie in Ihrem sozialen Umfeld wenig Verständnis oder Geduld für Ihre Trauer finden, stellt sich die Frage, wohin mit Ihren Gefühlen, Gedanken, Ängsten und Bedürfnissen?

Die Ergebnisse einer im Jahre 2003 unter verwaisten Müttern durchgeführte Internetumfrage zeigt deutlich eine Hierarchie der Personenkreise, bei denen Sie am besten verstanden werden.

1. **Betroffene**

   Nur Menschen, die selbst den Verlust eines Kindes erlebt haben, kennen aus selbst erlittenem Schicksal, was es bedeutet, ein Kind zu verlieren. Sie kennen die grundsätzliche Problematik. Sie allein können berechtigt sagen: „Ich verstehe Sie.“

   Innerhalb dieser Gruppe von Betroffenen wurden bei einer Umfrage die Kontakte in Internetforen als am hilfreichsten angegeben, gefolgt von den SHG. Daneben gibt es oft Betroffene im eigenen Umfeld.

   Entsprechende Internetadressen von Foren und SHG finden Sie unter: www.kindergrab.de

2. **Partner**

   Nach dem Kreis der Betroffenen (Internet und SHG) erfuhren verwaiste Mütter größten Trost und Hilfe von ihrem Partner.

3. **Freundinnen oder Freunde**

   FreundInnen sind nachweislich nach Betroffenen die hilfreichsten Personen. Dies mag in der tiefen Verbundenheit und dem Mitgefühl von FreundInnen liegen. Nur selten kommen hier dumme Sprüche vor wie: „Du bist noch jung.“ „Du kannst noch viele Kinder kriegen.“ „Das nächste Mal klappt es bestimmt.“

4. **Verwandte**

   Verwandte haben häufig auch noch viel Verständnis für die Lage verwaister Eltern. Leider haben sie nicht immer große Geduld mit der Trauer. Mitunter fragen sie nach Wochen nach dem Tod des Kindes, ob man denn noch immer nicht darüber hinweg sei. Hier ist es wichtig, dass ihnen klargemacht wird, dass die Trauer um ein verstorbenes Kind nie endet, dass sie sich nur wandelt.

5. **GemeindepfarrerIn**

   Wenn Ihnen Glaube wichtig ist, dann ist es sinnvoll, Ihren Gemeindepfarrer bzw. Ihre Gemeindepfarrerin darüber zu informieren, dass Ihnen Ihr Kind gestorben ist. Er bzw. sie kann es nicht von sich aus wissen. Somit liegt es an Ihnen, dass Sie auf ihn bzw. sie zugehen.

6. **Sonstige Personen**

Auch andere Personen können Ihnen in Ihrer Trauer eine große Hilfe sein. Mit etwas Glück treffen Sie auf ein anderes verwaistes Paar, denen auch ein oder mehrere Kinder gestorben sind. Diese können dadurch für Sie viel Verständnis aufbringen und Ihnen sagen, was denen in der Situation geholfen hat.

7. **Internet**

   Das Internet ist ein vielseitiges Kommunikations- und Informationsmedium. Hierin gibt es zahlreiche Foren, speziell für Frauen mit stillgeborenen Kindern. Nach einer Umfrage erfahren hier die verwaisten Mütter das größte Verständnis und die meisten Hilfen. (siehe die Links von www.kindergrab.de)

8. **Telefonseelsorge**

   Die ökumenische Telefonseelsorge ist täglich und um die Uhr in Deutschland unter folgender Telefonnummer erreichbar: 0800-111 0 111 oder 0800-111 0 222

9. **Beratung**

   Besonders kirchliche Beratungsstellen der Diakonie und der Caritas, sowie einige Stellen der Sozialdienste (z. B. Sozialdienst katholischer Frauen) bieten für verwaiste Eltern Einzel- und Gruppengespräche an. Meist sind diese Angebote (noch) kostenlos.

   Auch gibt es immer mehr private Trauerbegleiter. Sie bieten meist Einzel- und Gruppengespräche an, mitunter auch Trauerseminare.

10. **Trauerseminare und Therapie**

    Sollte Ihre Trauer über Monate hinweg lebenszerstörend sein, dann ist es angebracht, ein Trauerseminar oder eine Therapie zu besuchen. Hierfür gibt es verschiedene Angebote. Erkundigen Sie sich im Bedarfsfall bei kirchlichen Beratungsstellen, der Kommune oder auch bei SHG.

11. **Bücher**

    Erfahrungsberichte betroffener Frauen stellen für viele verwaiste Mütter eine wichtige Hilfe für die Trauerarbeit dar. Umfassende und aktuelle Bücherlisten finden Sie in der Linksammlung der Internetseite: www.kindergrab.de

5.8 Tot und was dann?

Vielleicht haben Sie noch nie über diese Frage nachgedacht. Vielleicht haben Sie sich zwar damit beschäftigt, aber noch keine zufrieden stellende Antwort gefunden. Vielleicht hatten Sie das Thema abgetan und es kommt durch den Tod Ihres Kindes neu auf. Eines will ich von vornherein klarstellen: Niemand kann diese Frage mit naturwissenschaftlichen Methoden eindeutig mit „Ja“ oder „Nein“ beantworten. Hier enden alle unsere Möglichkeiten. Was uns hier weiterhilft, das ist der Glaube. Es muss nicht ein an eine Religion gebundener Glaube sein, sondern einfach nur der Glaube bzw. die Hoffnung an das Weiterleben nach dem Tod .

Leben wir nach dem Tode weiter? Die meisten Menschen glauben irgendwie an ein Weiterleben nach dem Tode. Doch das beweist noch gar nichts. Es gab eine Zeit, in der die Menschheit davon überzeugt war, dass die Erde eine Scheibe sei. Die Frage steht damit noch immer unbeantwortet und offen da.

Im Umgang mit dieser Frage gehe ich persönlich immer wieder von folgenden Überlegungen aus:

a) Wenn ich nicht an ein Weiterleben nach dem Tode glaube und es gibt dieses dennoch, dann habe ich mir die Freude auf das Wiedersehen genommen.

b) Wenn ich an ein Weiterleben nach dem Tode glaube und es gibt dieses nicht, so werde ich es nie erfahren, denn dann bin ich wirklich tot.

Unter a) habe ich verloren, unter b) habe ich nichts verloren.

Was hindert mich dann noch daran, nach a) zu leben und zu glauben?

Es gibt für mich auch noch eine andere Überlegung:

Wir Menschen sind mehr als das, was wir aneinander sehen, begreifen und ertasten können. So besitzen wir Gefühle und Gedanken. Zeigen Sie mir hierzu mal ein Gramm Wut oder Zorn, einen Meter Liebe oder Hoffnung, einen Liter Angst oder Schmerz. Aus diesem Grund glaube ich an ein Wiedersehen mit all den Menschen, die vor mir verstorben sind und mit allen denen, die noch nach mir sterben werden. Dies schreibe ich nicht, weil ich Priester bin, sondern weil es meine Überzeugung ist.

Daher verabschiede ich mich in der Klinik auch von jedem Toten, mit dem ich zu tun hatte mit einem bewussten „Auf-wieder-sehen".

Vielleicht finden Sie ähnliche Überlegungen, bei denen Sie zum gleichen Schluss kommen. Ich könnte mir vorstellen, dass Sie sich fragen, warum Sie noch immer an Ihr Kind denken, warum Sie noch immer von Ihrem Kind träumen, warum Sie noch immer das Gefühl haben, dass Ihr Kind da ist, warum Sie den Eindruck haben, dass Ihr Kind lebt . . . Alle diese Fragen führen zu dem gleichen Ziel: Es macht Sinn, an ein Weiterleben nach dem Tode zu glauben und damit auch an das Wiedersehen mit Ihrem Kind.

5.9 Nachsorge durch eine Hebamme

In Deutschland besitzt Recht auf Nachsorge durch die Hebamme,

- wessen Kind auf natürliche Weise während der Schwangerschaft stirbt, d.h. auch wenn es in den ersten 12 SSW verstirbt
- seit 1.8.2007 auch die Frauen mit nach der 12. SSW durchgeführten SSA.

Recht auf Nachsorge hat jede verwaiste Mutter,
deren Kind auf natürliche Weise
während der Schwangerschaft starb.

In Österreich und der Schweiz haben Frauen nur ein Recht auf Nachsorge, wenn das Kind auf natürliche Weise gestorben ist und mind. 500 Gramm wiegt.

Die Nachsorge beginnt mit der Geburt des Kindes und dauert mehrere Wochen, in besonderen Fällen bis zu 8 Wochen. Es ist auch die Zeit, die der Körper benötigt, um sich nach den Anstrengungen von Schwangerschaft und Geburt zu erholen und sich wieder zurückzubilden. Die Psyche von verwaisten Müttern benötigt hierfür noch länger.

Wie zu Beginn der Schwangerschaft, so macht die hormonelle Umstellung nach der Geburt vielen Frauen schwer zu schaffen.

So steigt z. B. die HPL-Konzentration (engl.: Human placental lactogen) in den ersten 16 SSW von 0 auf 1 µ ml an, um dann fast linear auf über 7 µ ml in der 36. SSW anzusteigen. Das Progesteron steigt während der Schwangerschaft von 0 auf 90 ng/ml in der 40. SSW an. Diese Hormone bringt der Körper innerhalb kurzer Zeit wieder auf Normalwerte. Dies stellt für die Frau eine enorme körperliche wie auch seelische Belastung dar.

Um dies alles besser zu verarbeiten und zu überstehen hilft die Nachsorge durch die Hebamme. Sie umfasst bei verwaisten Müttern neben der psychischen Betreuung folgende Leistungen:

– Überwachung des Allgemeinbefindens der Mutter

– Überwachung der Körpertemperatur

– Messen und Prüfen von Blutdruck und Puls

– Kontrolle der Brüste

– Kontrolle der Uterusrückbildung

– Kontrolle des Wochenflusses

– Kontrolle der Wundheilung nach Dammschnitt oder Dammriss

– Kontrolle der Darmfunktion

Die Rückbildung des Körpers ist insbesondere für verwaiste Mütter wichtig, deren Kind in der zweiten Hälfte der Schwangerschaft, während oder nach der Geburt gestorben ist. Eine spezielle Rückbildungsgymnastik unterstützt diese Entwicklung. Die Muskulatur soll gekräftigt und gestärkt werden. Dabei beinhaltet die Rückbildungsgymnastik die Behebung schwangerschaftsbedingter körperlicher Veränderung:

– Rückbildung der Gebärmutter

– Kräftigung der Muskeln, die von der Überdehnung besonders betroffen sind (Bauch, Rücken, Beckenboden)

– Verdrängung des in Armen und Beinen eingelagerten Wassers

– Vorbeugung von Kreislaufkomplikationen, die nach einer Geburt auftreten können

– Vorbeugung einer Gebärmuttersenkung

Nach HebGV dürfen solche Rückbildungskurse nicht größer als 10 Frauen sein. Sollte Ihnen eine größere Gruppe angeboten werden, so lehnen Sie mit dem Verweis auf HebGV dankend ab.

Bewegung, Lockerungs- und Entspannungsübungen tragen auch zum körperlichen und seelischen Wohlbefinden bei.

5.10 Vom Neid und Hass

Frauen, deren Kind vor, während oder kurz nach der Geburt verstirbt, sind Schwangeren und jungen Müttern mit ihren Babys unerträglich. Alleine ihr Anblick lässt in den verwaisten Müttern Neid und zuweilen auch Hass aufkommen. Wird sie doch dadurch an dein eigenen Verlust erinnert.

„Warum darf die andere Frau ihr Kind behalten, während ich es hergeben muss?“ - „Warum darf die andere Frau ihr Kind im Arm halten, im Kinderwagen schieben, .. während mein Kind sterben musste?“ Dies sind die Fragen, die verwaiste Mütter in diesen Situationen quälen. Als besonders schmerzlich wird empfunden, wenn verwaiste Eltern davon erfahren, dass andere Eltern ihr Kind durch mangelnde Fürsorge oder Gewalt zu Tode kommen lassen. Als hart wird auch empfunden, wenn Schwangere durch ihre Lebensweise und Ernährung nicht auf ihre eigene Gesundheit und die ihres Kindes achten und ihr Kind behalten, während das eigene Kind trotz aller Fürsorge während der Schwangerschaft verstorben ist.

Verwaiste Mütter, deren Kind auf natürliche Weise während der Schwangerschaft starb, sind meist auf die Frauen nicht gut zu sprechen, die sozialen Gründen einen Schwangerschaftsabbruch (SSA) durchführen ließen. Auf den 1. Blick ist dies zu verstehen. Während die einen ihr Kind so gerne behalten hätten, ließen die anderen ihr Kind abtreiben. Die einen hätten alles getan – einige taten auch alles -, um ihr Kind zu behalten, während die anderen alles taten, um das Kind „loszuwerden“. Wird jedoch mit bedacht, dass viele Frauen, die ihr Kind abgetrieben haben, dieses gerne behalten hätten, so sieht die Situation anders aus. Ihnen wurde häufig Druck gemacht, ihr Kind abzutreiben. Zu schwach war die Unterstützung, damit das Kind leben konnte. Daran ändert auch die Schwangerschaftskonfliktberatung wenig. Damit sind die Frauen mit Schwangerschaftsabbrüchen oft die einsamsten Menschen: Sie fanden zunächst zu wenig Unterstützung, damit das Kind leben konnte. Nach dem SSA werden sie besonders von kirchlichen Leuten als „Mörderinnen“ abgestempelt. Ihnen wird das Recht der Trauer abgesprochen und gegen die Schuldzuweisung am Tod des Kindes ausgetauscht. Von verwaisten Eltern ziehen sie sich den Hass zu, ihr Kind umgebracht zu haben, während diese ihr Kind so gerne behalten hätten. Ich plädiere daher für mehr Verständnis für Frauen nach SSA, wobei ich keineswegs den SSA gutheißen möchte.

Selbst nach Jahren und Jahrzenten, wenn Frauen miteinander über ihre Kinder sprechen und die andere Frau von ihrem Kind spricht, das etwa zeitgleich geboren wurde, als das eigene Kind starb, kommt der Schmerz wieder hoch.

Dieses Auslösen des Schmerzes wird auch „Trigger“ genannt. Es bezeichnet vor allem in der Elektrotechnik einen Impuls, der einen Vorgang auslöst. Bei Frauen mit Stillgeburt kann dieser Trigger sehr unterschiedlich sein. Meist wirkt er über viele Jahre und lässt das Erlebte sekundenschnell gegenwärtig werden. Niemand kann sich davor schützen. Sie können jedoch lernen, anderes damit umzugehen, indem Sie sich mit dem Trigger und dem, was er bei Ihnen auslöst beschäftigen. Dadurch wird die Wirkkraft des Triggers geringer.

5.11 Mögliche Rituale zu Hause

Zu Hause angekommen, haben viele verwaiste Mütter den Eindruck, ihr Kind im Stich gelassen zu haben. Sie fühlen sich von ihrem Kind getrennt und wollen gerne beim Kind sein bzw. das Kind bei sich haben.

Rituale vermögen Unaussprechlichem einen stillen Raum zu geben. Sie können sich aus der nachfolgenden Aufzählung die Rituale auswählen, die Ihnen am angenehmsten sind. Sie müssen sich jedoch nicht auf diese Rituale begrenzen. Sie haben auch die Freiheit, andere Rituale hinzuzunehmen, von denen Sie gehört oder gelesen haben. Vielleicht ist diese Aufzählung für Sie auch eine Anregung, für sich ganz eigene, neue Rituale zu entwickeln:

- **Kerze**

  Viele verwaiste Mütter haben zu Hause eine Kerze stehen, die sie täglich im Gedenken an ihr stillgeborenes Kind anzünden.

  Sie denken dabei an ihr Kind, beten dabei mitunter auch zu Gott. Einige Frauen hängen dann ihren Tagträumen nach, was sie jetzt mit dem Kind tun würden, wenn es leben würde. Mit dem Löschen der Kerzenflamme verabschieden sie sich von diesen Gedanken.

- **Gedenkecke**

  Einige verwaiste Eltern haben im Wohn-, Ess- oder Schlafzimmer eine Gedenkecke für ihr stillgeborenes Kind eingerichtet.

  Meist sind dort eine Kerze und ein Erinnerungsbild vom stillgeborenen Kind aufgestellt. Je nach Ort kann tagsüber, z. B. bei der Hausarbeit, durch einen kurzen Blick zu dieser Gedenkecke die Erinnerung an das stillgeborene Kind wachgerufen werden. Besonders in den ersten Tagen und Wochen der Trauer kann dies eine wertvolle Hilfe in der Trauerarbeit sein.

> Worüber wir nicht sprechen können,
> darüber müssen wir schweigen.
> (Ludwig Wittgenstein)

- **Gedenkalbum, Gedenkmappe**

  Einige verwaiste Eltern erstellten ein Gedenkalbum bzw. eine Gedenkmappe über ihr stillgeborenes Kind. Darin sind alle Fotos und Dokumente enthalten, die im Zusammenhang mit diesem Kind stehen. Angefangen vom ersten Ultraschallbild und der Fotokopie vom Mutterpass bis hin zu den Fotos des stillgeborenen Kindes und seinem Grab findet dort alles seinen Platz. Auch die abgeschnittene Haarlocke gehört hier mit dazu.

Das Album bzw. die Mappe dokumentiert die Existenz und das kurze Leben dieses Kindes bis zu seinem Grab. Sie können es immer wieder Verwandten und Freunden vorlegen oder auch alleine durchblättern.

- **Grabbesuch, Grabpflege**

  Viele verwaiste Väter gehen in den ersten Wochen und Monaten ihrer Trauer täglich an das Grab ihres stillgeborenen Kindes. Für Männer scheint es ein idealer Ritus zu sein, um ihre Trauer zu leben. Sie müssen hierbei nichts sprechen. Sie gehen einfach still hin, pflegen das Grab und lassen dort still ihren Tränen freien Lauf.

  Grabpflege kann ein guter Ersatz für ungelebte Liebe zum stillgeborenen Kind sein. Hierbei können Sie einen Teil Ihrer Liebe, die Sie Ihrem Kind schenken wollten, durch die Pflege des Grabes zukommen lassen. Es gibt verwaiste Eltern, die an besonderen Gedenktagen ihrem stillgeborenen Kind ein Geschenk auf das Grab bringen.

- **Selbsthilfegruppe**

  Besonders für verwaiste Mütter ist es wichtig, immer wieder über ihre Trauer sprechen zu können. Sie brauchen hierzu Menschen die ihnen zuhören und sie verstehen. Letzteres finden sie eigentlich nur bei Betroffenen. Einige organisieren und engagieren sich in Selbsthifegruppen. Andere gehen für Monate und Jahre einfach zu den Treffen.

  Welche Form Sie für sich wählen, steht Ihnen frei. Adressen über SHG in Ihrer Nähe erfahren Sie von Ihrer Hebamme, über die Bundesverbände, im Internet und mitunter bei der Verwaltung größerer Städte.

- **Tagebuch**

  Einige Frauen haben mit dem Bekanntwerden der Schwangerschaft mit dem Schreiben eines Tagebuchs begonnen. Wenn Sie zu diesen Frauen gehören, macht es Sinn, dass Sie dieses Tagebuch fortsetzen. Es ist ein Zeugnis der Erwartung und Hoffnung auf Ihr Kind. Es wird beim Tod Ihres Kindes zum Zeugnis Ihrer Trauer um Ihr Kind.

  Auch wenn Sie bislang kein Tagebuch geschrieben haben, der Tod Ihres Kindes kann Anlass dazu werden, dass Sie damit beginnen. Wie einer guten Freundin können Sie jederzeit Ihre Gedanken und Gefühle dem Tagebuch anvertrauen. Es behält auch die persönlichsten Angaben für sich. Nach Wochen und Monaten können Sie nachlesen, wie Sie es damals empfunden haben. Dabei werden Sie feststellen, welchen Weg der Trauer Sie inzwischen zurückgelegt haben. Diese Veränderung ist so meist nicht wahrnehmbar.

- **Gedenktage**

  Im Laufe eines Kalenderjahres gibt es eine Vielzahl von Möglichkeiten in ganz besonderer Weise an Ihr Kind zu denken.

  Sie lassen sich in zwei Gruppen einteilen.

  Kindspezifische Gedenktage

  – Tag der Empfängnis

    Der Tag der Empfängnis kann mit einem besonderen Erlebnis oder Ereignis verbunden sein, zum Beispiel mit Urlaub.

  – Tag des Todes

Wenn Ihr Kind bereits im Mutterleib verstorben ist, können Ihnen die Ärzte meist in etwa sagen, wie lange Ihr Kind schon tot war. Damit lässt sich in etwa der Todestag zurückrechnen.

- Tag der Geburt Ihres Kindes
  Der Tag der Geburt Ihres Kindes muss nicht der Todestag Ihres Kindes sein.
- Tag der Bestattung
  Besonders am Jahrestag der Bestattung Ihres toten Kindes ist ein Grabbesuch angebracht. Hierzu kann das Grab in besonderer Weise geschmückt werden.
- Tag der errechneten Geburt
  Dieser Tag sollte der eigentliche Geburtstag Ihres Kindes werden.

Kalenderspezifische Gedenktage

- Muttertag
  Sie sind Mutter, auch wenn Sie keine lebenden Kinder vorweisen können. Sie sind Mutter von den Kindern, die bereits verstorben sind.
- Vatertag
  Sie sind Vater, auch wenn Sie keine lebenden Kinder vorweisen können. Sie sind Vater von den Kindern, die bereits verstorben sind.

Christliche Gedenktage

- 25. März =Maria Empfängnis
  Das Leben eines Menschen beginnt nicht erst mit der Geburt, sondern mit der Empfängnis. Seit diesem Zeitpunkt lebte Ihr Kind.
- Karfreitag
  Ihr persönlicher Karfreitag war der Tag, an dem Sie vom Tod Ihres Kindes erfahren haben. Am Karfreitag können Sie dieses Tages besonders gedenken.
- Ostern
  Nach dem Tod folgt die Auferstehung. Jesus blieb nicht im Tode. Warum sollen wir dann im Tode bleiben? Warum soll dann Ihr Kind im Tode bleiben?
- Allerheiligen, Allerseelen
  Das christliche Brauchtum gedenkt an diesen Tagen in besonderer Weise aller Verstorbenen der Kirche. Sie dürfen sich hineingenommen fühlen das Totengedenken der ganzen Kirche.
- Totensonntag
  ähnlich wie bei Allerheiligen, Allerseelen – Im gemütsschweren November tun zwei solche Gedenktage gut.

- 2. Sonntag im Dezember = World wide Candlelight
  Ein Lichterband zieht abends um 19 Uhr Ortszeit und um den Globus und erinnert an die zahlreichen früh verstorbenen Kinder.
- Weihnachten
  Gott wurde Mensch und hat damit gelernt, was es heißt, Mensch zu sein. Er hat Freud und Leid und auch den Tod selbst kennen gelernt.
- 1. Sonntag nach Weihnachten = Familiensonntag

Sie sind Familie, auch wenn Sie keine lebenden Kinder vorweisen können. Zu Ihrer Familie gehören auch die Kinder, die viel zu früh verstorben sind.

- 28. Dezember = Tag der unschuldigen Kinder
  Ohne eigene Schuld ist Ihr Kind gestorben. Kein Mensch weiß, warum Ihr Kind sterben musste. Auch Ihr Kind ist ein unschuldiges Kind.

Die kalenderspezifischen Gedenktage orientieren sich am christlich-liturgischen Jahreszyklus. Die hier vorgestellte Liste der Gedenktage erhebt keinen Anspruch auf Vollständigkeit.

Sie ist eher als Aufzählung der Möglichkeiten zu verstehen, an der Sie sich orientieren können, aus der Sie auswählen können, die Sie aber auch erweitern können.

Sie haben jährlich die Möglichkeit, an diesen Tagen in besonderer Weise an Ihr Kind zu denken. Wie Sie dies begehen möchten, steht Ihnen offen. Mein Tipp: Gestalten Sie es so, dass es Ihnen damit möglichst gut geht. Hören Sie in sich hinein und spüren Sie Ihren Bedürfnissen nach. Handeln Sie entsprechend.

5.12 Umgang mit der Trauer

„Viele Wege führen nach Rom." Dieses bekannte Sprichwort gilt im Umgang mit der Trauer in besonderer Weise. Es gibt kein Universalrezept, wie Sie mit Ihrer Trauer umgehen sollen. Es kann nur aufgezeigt werden, was anderen verwaisten Eltern in ihrer Trauer geholfen hat. Gleich einer Speisekarte eines Lokals biete ich Ihnen einige Möglichkeiten an. Sie können hiervon nicht nur auswählen, sondern auch daraus kombinieren und Anregungen für eigene Umgangsformen entwickeln.

Zulassen der Trauer

Einige Menschen haben Schwierigkeiten, Trauer bei sich überhaupt zuzulassen. Sie weichen auf verschiedensten Wegen der Trauer aus: Alkohol, Arbeit, Freizeitstress . . . Es schmerzt schließlich, diese Trauer zuzulassen. Dem Schmerz wollen sich die Menschen oft nicht aussetzen. Diese Schmerzvermeidungsstrategie ist ein ganz natürliches Verhalten von uns Menschen. Damit tun wir uns jedoch nichts Gutes. Verdrängte Trauer kommt an anderer Stelle hoch. Selbst wenn Menschen erfolgreich verdrängt haben, so kann diese Trauer nach Jahren mit Magengeschwüren oder anderen Krankheiten in anderer Gestalt zum Vorschein kommen.

Ein anderer Grund für diese Verdrängung ist Scham. „Ein Indianer kennt keinen Schmerz." – „Ein Junge weint nicht." Und erst echt nicht ein Mann. Diese Sätze aus Erziehung und Gesellschaft lassen Trauer verdrängen. Schließlich ist er ein Mann und keine Memme, frau will im Berufsleben ihre Frau stehen.

Auch wenn Ihr soziales Umfeld Ihnen das Recht auf Trauer abspricht, wenn der Arbeitsplatz wieder eine „funktionierende" Kraft fordert, Sie haben ein Recht auf Ihre Trauer. Auch wenn Ihnen Ihr Kind bereits in den ersten SSW gestorben ist, wenn niemand Ihr Kind gesehen hat, Sie haben ein Recht auf Ihre Trauer. Auch wenn Sie sich gegen Ihr Kind entschieden haben, wenn Sie kein Grab für Ihr Kind haben, Sie haben ein Recht auf Ihre Trauer.

Sie haben ein Recht auf Ihre Trauer. Dieses Recht kann Ihnen niemand absprechen.

Die Trauer leben

Die Trauer zu leben bedeutet nicht, sie zu pflegen und sich ihr völlig hinzugeben. Die Trauer zu leben bedeutet, sie zuzulassen, wenn sie da ist. Sollte sie für Stunden oder Tage verschwunden sein, dann muss ihr nicht nachgeweint werden. Sie brauchen auch kein schlechtes Gewissen zu haben, dass Sie Ihr Kind deswegen nicht lieben würden.

Wie andere verwaiste Mütter trauern, soll Ihnen Mut für das Zulassen Ihrer Trauer geben und Möglichkeiten der Art und Weise aufzeigen, wie Trauer gelebt werden kann:

Tja, wie trauert man? Still und leise vor sich hin und manchmal laut brüllend und weinend! Ich lasse es immer raus, wenn die Möglichkeit besteht! Weil es besser ist, es gleich raus zu lassen anstatt es zu unterdrücken! Weil es sonst nur schlimmer wird!

Ich rede sehr viel über meine Tochter und schaue mir ihr Foto ständig an.

Anfangs weinte ich nur, schrieb das Schwangerschaftstagebuch weiter, trat dem Forum bei, beschäftigte mich intensiv mit meiner Tochter, sprach später mit anderen Betroffenen über sie und bin immer da, wenn sie mich „ruft".

Ich weine sehr viel. Spreche mit meinem Freund und vielen Freundinnen über das Geschehene, tausche mich in Foren mit anderen verwaisten Müttern aus. Heute versuche ich, meine Tränen zu unterdrücken (warum?) , freue mich, wenn die Blumen auf seinem Grab blühen und zünde ihm oft eine Kerze an.

In der ersten Zeit habe ich sehr viel geweint, geschrien und ging täglich zum Friedhof. Habe viel im Internet gesurft, die Homepage „www.schmetterlingskinder.de" besucht und mich mit anderen betroffenen Müttern ausgetauscht.

Ich trat dem Schmetterlingskinder.de (Forum) bei, redete viel mit meinem Mann und Freundinnen, erstellte eine Homepage, zünde am Jahrestag eine Kerze an, wünsche meinem Kind jeden Abend eine gute Nacht, rede viel mit ihm.

Es gibt auch ungesunde Formen der Trauer. Wenn Sie diese an sich feststellen sollten, dann ist fachliche Hilfe angesagt.

Ich trauere selbstzerstörerisch: zu viel Arbeit, zu viel Genussmittel (Alkohol, Zigaretten), Schlaflosigkeit, dann Erschöpfungsschlaf und Zusammenbruch. Ich werde böse, kratzbürstig, gemein zu anderen.

Viele Menschen, insbesondere Männer, schämen sich zu weinen, insbesondere in der Öffentlichkeit. Sie unterdrücken damit die Tränen und lassen den Schmerz und die Trauer nicht heraus. Ich vergleiche es gern mit einem Staudamm, den wir daran hindern, leer zu laufen. Damit erhöhen wir den Druck auf die Staumauer. Irgendwann ist der Druck so stark, dass diese bricht. Um dem vorzubeugen, sollten Sie bei jeder sich bietenden Gelegenheit diesen „Stausee" leer laufen zu lassen und damit den Druck zu nehmen. Es stimmt:

Weinen befreit und erleichtert.

Der Trauer Raum und Zeit geben

Es gibt Menschen, die meinen, dass die Trauer um ein stillgeborenes Kind bereits nach einigen Tagen überwunden sein sollte. Es gibt Bücher, die geben hierfür Zeiträume in Wochen und Monaten an. Ich rechne mit Jahren und Jahrzehnten. Mit diesen großen Zeiträumen der Trauer von Jahren und Jahrzehnten will ich Sie nicht erschrecken. Ich will Ihnen vielmehr den Druck nehmen, dass Sie nach einem bestimmten Schema funktionieren müssten. Meine Erfahrung ist:

Diese Trauer endet nie, sie wandelt sich.

Lassen Sie sich für die Trauer Zeit. Lassen Sie sich von niemanden dabei treiben oder hetzen. Gehen Sie Ihren Weg durch die Trauer mit der Ihnen gemäßen Geschwindigkeit. Sollten Sie in Ihrer Trauer wieder schwanger werden, so leben Sie nicht nur Ihre Trauer weiter, sondern freuen sich auch auf Ihr Kind. Gehen Sie Ihren Lebensweg weiter, Schritt für Schritt mit dem „Bein der Trauer" um ihr verstorbenes Kind, und mit dem „Bein der Hoffnung" auf das nachgeborene Kind.

Häufig wird vom „Trauerjahr" gesprochen. Es hat einen tiefen Sinn: Trauernde lernen einmal im Jahreszyklus die Trauer mit all ihren Schattierungen kennen. Sie lernen dabei nicht nur, wie Frühling, Sommer, Herbst und Winter ohne diesen Menschen ist. Sie lernen auch, wie die Feste ohne diesen Menschen zu feiern sind: Weihnachten, Ostern, Geburts- und Namenstage. Im ersten Trauerjahr ist noch alles neu. Die weiteren Jahre sind Wiederholungen dessen. Trauernde kennen dann das Gefühl, das auf sie zukommt. Einige haben dann auch gelernt, damit umzugehen.

Niemand kann Ihnen vorschreiben, wie Sie mit Ihrer Trauer umgehen sollen. Niemand kann Ihnen vorschreiben, wie lange Ihre Trauer dauern darf. Trauer ist eine ganz natürliche Reaktion. Selbst bei Tieren ist sie festzustellen. Daher darf sie Menschen nicht abgesprochen werden.

Für mich ist es noch immer unfassbar. Es sind fast 18 Monate vergangen, aber es ist wie gestern. Trauer braucht viel, viel Zeit. Die Liebe bleibt.

Da der Tod meiner Zwillinge bereits fünf Jahre zurückliegt, ist die Trauer eine andere als in der unmittelbaren Zeit danach.

Heute denke ich oft an sie, ohne den grenzenlosen Schmerz der ersten Wochen und Monate. Gelegentlich (zwei bis drei Mal im Jahr) gehe ich auf ihr Grab.

Ich trauere heute noch, nach 17 Jahren. Fange immer wieder an zu weinen. Will mein Kind zurück haben, habe es sehr stark verdrängt und tue es immer noch, weil es immer noch so ist, als ob es gestern gewesen wäre.

Am 3. Oktober 2004 wurden es 19 Jahre, dass ich meine Tochter Anna still geboren habe. Aber die Zeit mit ihr, ihre Geburt, alles was mit ihr zusammenhängt, werde ich nie vergessen. Obwohl dieses Kind für mich nie wirklich greifbar war, hat es mein Leben sehr verändert.

Sich etwas Gutes tun

Besonders in den ersten Tagen nach dem Verlust Ihres Kindes erscheint es Ihnen unmöglich, je wieder glücklich sein zu können oder auch nur zu lachen. Ihre Gefühle sind mit Ihrem Kind gestorben. Sie selbst fühlen sich leer, ausgebrannt und tot.

Die Gefahr besteht, dass Sie sich selbst jede Lebensfreude verbieten.

Ihre Freude am Leben beginnt damit, dass Sie es zulassen, sich wieder zu freuen. Solange Sie sich gegen jede Freude und jeden Genuss sperren und verschließen, solange werden diese bei Ihnen nicht einkehren. Daher:

- Lassen Sie es zu, dass Ihnen auch Gutes wiederfährt.
- Lassen Sie es zu, dass auch Lachen wieder möglich ist.
- Lassen Sie sich von Ihrer/m EhepartnerIn verwöhnen und genießen Sie es.
- Genießen Sie ganz bewusst jede Wohltat, die Ihnen das Leben zuteil werden lässt.

Ein zweiter Schritt ist, dass Sie selbst aktiv werden. Tun Sie sich selbst wieder etwas Gutes. So wie Sie eine Wunde der Haut versorgen, so können Sie auch die Wunde des Herzens behandeln. Wie Sie Balsam auf die Wunde der Haut binden, so können Sie auch täglich die Wunde Ihres Herzens versorgen.

In einer einfachen Übung kann dies seinen Anfang nehmen:

Sehen Sie sich morgens im Spiegel bewusst an und sagen Sie zu Ihrem Spiegelbild: „Heute tu' ich dir etwas Gutes." Im Laufe des Tages sollte dieser Entschluss eingelöst werden. Dabei sollten Sie dieses Gute auch ganz bewusst genießen. Hierzu einige Beispiele:

- Seien Sie kreativ, lassen Sie Ihrer Phantasie freien Lauf. Je nach Begabung und Talent, malen oder zeichnen Sie, dichten oder komponieren Sie, gestalten Sie eine Homepage für Ihr Kind, basteln Sie, schreiben Sie Tagebuch, pflegen Sie das Grab Ihres Kindes oder machen Sie sonst etwas.

– Schaffen Sie einen gesunden Ausgleich zwischen Ruhe und Anstrengung. Schlafen Sie aus und strengen Sie sich in gleicher Weise körperlich an. Treiben Sie Sport, am besten Ausdauersport. Machen Sie lange Spaziergänge, wandern, joggen, laufen, schwimmen Sie, fahren Sie Rad. Besuchen Sie ein Wellness-Bad.

Spüren Sie immer wieder in sich hinein und hören Sie, was Ihnen heute, was Ihnen im Augenblick gut tun würde. Gönnen Sie es sich für eine zuvor festgesetzte Zeit ganz hemmungslos.

Sollte Ihr Wunsch darin bestehen, sich völlig zurückzuziehen (und die Decke über den Kopf zu ziehen) , so achten Sie im eigenen Interesse darauf, dass Sie den Kontakt zu den Mitmenschen nicht verlieren. Gehen Sie in gleicher Weise auf andere Menschen zu und laden diese zu sich ein bzw. lassen Sie sich einladen.

Tu´deinem Körper etwas Gutes,
damit sich deine Seele darin wohl fühlt.
(Theresa von Avila)

Ich erinnere mich daran, dass ich mit einem verwaisten Paar nur wenige Stunden nach der stillen Geburt ihres Kindes gelacht habe, weil die Situation uns einfach zum Lachen gebracht hatte. Wir haben es uns nicht verboten.

Herrin bzw. Herr der Trauer

Ein wichtiger Schritt ist, selbst Herrin bzw. Herr der Trauer zu werden. Das bedeutet nicht, dass Sie die Trauer überwunden hätten. Es bedeutet, dass Sie Ihre Trauer steuern und damit bewusst leben können.

Nicht mehr die Trauer hat Sie im Griff,
sondern Sie haben die Trauer im Griff.

Um Ihre Trauer in den Griff zu bekommen, gehört wesentlich dazu, dass Sie ganz bewusste Trauerzeiten haben. Es steht Ihrem persönlichen Tagesrhythmus frei, wann Sie diese halten. Ob morgens oder abends oder zu einer anderen Tageszeit, wichtig ist, dass Sie diese Zeit Ihrer Trauer einhalten und bewusst leben.

Hierzu kann Ihnen das Album Ihres Kindes, die eingerichtete Trauerecke oder der Gang zum Grab verhelfen. Es kann auch einfach nur eine in Gedanken an Ihr Kind entzündete Kerze genügen. Wichtig ist, dass Sie diese regelmäßige Trauerzeit bewusst leben. Am Anfang wird es täglich sein, vielleicht sogar mehrmals täglich. Irgendwann wird es alle zwei Tage sein. . . . Nach vielen Jahren wird es schließlich nur noch an besondereGedenktagen sein. Hetzen Sie sich dabei nicht. Leben Sie Ihre Trauer wie es Ihnen damit gut geht.

Außerhalb dieser Trauerzeiten sollten Sie sich darum bemühen, Ihre Trauer nicht zuzulassen. Sollte sie in Ihnen hochkommen, so verweisen Sie diese auf die von Ihnen gesetzte Trauerzeit.

Sagen Sie zu ihr: „Jetzt nicht, aber dann . . . !“

Leben Sie Ihre Trauer,
aber glorifizieren Sie diese nicht.
Leben Sie Ihre Trauer
und lassen Sie andere Menschen daran teilhaben.
Leben Sie Ihre Trauer,
aber lassen Sie auch Freude und Genuss zu.

In der Anfangszeit macht es Sinn, morgens und abends Trauerzeiten einzurichten. So können Sie anstehende Trauer morgens bewusst leben und beginnen den Tag nicht mit einem Defizit an gelebter Trauer. Die im Laufe des

Tages aufkommende Trauer können Sie auf den Abend verweisen. Am Ende des Tages sollten Sie die angesammelte Trauer wieder bewusst leben.

Gleich einem Staudamm können Sie dann Ihren Tränen und Ihrer Trauer freien Lauf lassen. Nehmen Sie sich bewusst Zeit, diesen „Stausee Ihrer Trauer“ leer laufen zu lassen. .

Mit der Zeit werden Sie darin Übung bekommen, Ihre Trauer bewusst zu leben. Sie werden Ihre Trauer in den Griff bekommen und ihr nicht weiterhin hilflos ausgeliefert sein. Dies wird Ihr Wohlbefinden und Ihre Gesundheit fördern.

Dieser letzte Schritt im Umgang mit Trauer wird Sie nicht vor plötzlichen Weinkrämpfen bewahren. Er wird Ihnen jedoch helfen, dass sie in Anzahl und Intensität weniger werden. Bei der Begegnung mit diesem Thema kann es Ihnen auch weiterhin passieren, dass Sie in ein Loch fallen.

Dieser letzte Schritt im Umgang mit der Trauer wird Sie jedoch zur Herrin bzw. zum Herrn Ihrer Trauer machen. Sie sind ihr nicht mehr so hilflos ausgeliefert, sondern können sie gezielt zurückhalten, da Sie es gelernt haben, Ihre Trauer an anderer Stelle, zu einer anderen Zeit zu leben.

Jenseits des Meeres der Tränen
gibt es ein Land des Lachens.

5.13 Umgang mit Schuld und Schuldgefühlen

Generell ist zwischen objektiver Schuld und subjektivem Schuldgefühl zu unterscheiden. Es gibt Situationen, da sind beide deckungsgleich. Meist ist jedoch ein subjektives Schuldgefühl vorhanden, ohne dass eine objektive Schuld zu erkennen ist. So fühlen sich viele verwaiste Mütter nach der Geburt eines stillgeborenen Kindes subjektiv schuldig, selbst wenn keine objektive Schuld vorhanden ist:

Ich habe gedacht, dass sich das Kind bei mir nicht wohlgefühlt hat, weil der Vater es nicht wollte und sich dann von mir getrennt hat. Deshalb stand ich unter Stress. Außerdem war die Schwangerschaft nicht geplant, und vielleicht hat mein Kind deshalb das Gefühl gehabt, „nicht willkommen zu sein“. Auch bin ich während der Schwangerschaft umgezogen und habe schwere Kisten getragen und dachte dann, dass es vielleicht auch daran gelegen hat.

Geraucht, am Anfang der Schwangerschaft einen Rausch gehabt, geflogen, zu wenig bewegt, nicht vorsichtig genug.

Ich hatte keine Schuldgefühle unserem Kind gegenüber. Aber meinem Mann gegenüber. Die ganze Schwangerschaft über gab es kleine Signale in meinem Kopf, dass mein Kind nach der Geburt nie bei uns sein würde. Als mein Mann und ich uns mal gestritten haben, da habe ich zu ihm gesagt, er solle beten, dass sein Kind gesund ist und lebt, wenn es zur Welt kommt. Es war aus Wut, aber heute tun mir diese Worte sehr leid. Mein Mann hat sie vielleicht längst vergessen. Ich habe ihn nie drauf angesprochen.

Ich hatte das Gefühl, mein Körper hätte versagt. Das Kind konnte nicht wachsen, weil es zu schlecht versorgt wurde o. ä. Allerdings habe ich diese Gefühle versucht, rational zu kontrollieren und nicht übermächtig werden zu lassen, was mir auch gelungen ist.

Objektive Schuld

Objektive Schuld liegt bei schuldhaftem Verhalten vor. Nicht immer ist es eindeutig feststellbare Schuld. Sie trifft bei jedem Verhalten zu, das nachweislich den Tod des Kindes zur Folge hat, nicht aber bei jedem SSA. Dies kann ein Vollrausch (Alkoholvergiftung) oder eine Nikotinvergiftung (zwei Schachteln Zigaretten an einem Abend) sein.

Die Grenzen sind hier fließend und relativ. Sie sind nicht absolut. So kann es sein, dass Sie in Ihrer Schwangerschaft nicht mehr geraucht haben als Ihre Freundin, die zur gleichen Zeit schwanger war. Während Ihnen Ihr Kind wegen übermäßigem Rauchen gestorben ist, gebar Ihre Freundin ein Kind.

Diese subjektiven Unterschiede sind in unseren Genen begründet. Sie sind meist die Ursache gegen die es kein Mittel gibt. Wir müssen sie akzeptieren und mit ihnen leben.

Liegt objektive Schuld vor, so ist sie meist die Ursache des subjektiven Schuldgefühls. Es stellt sich die Frage nach dem Umgang damit. Eine Möglichkeit ist, dass Sie sich für den Rest Ihres Lebens immer wieder diese Schuld vorwerfen. Sie werden diese Schuldgefühle erst mit Ihrem eigenen Tode zu Grabe tragen.

Sie können auch anders mit diesen Schuldgefühlen umgehen.

Nachfolgende Beispiele zeigen Ihnen exemplarisch auf, wie Sie auch anders mit subjektiven Schuldgefühlen umgehen können, die sich mit objektiver Schuld decken.

- **Schwangerschaftsabbruch**

  Es gibt verschiedene Gründe, warum sich Frauen gegen ihr Kind entscheiden. Hier sollen zwei Gründe herausgegriffen werden:

  Beispiel 1

  Frau B. hat zwei Kinder. Nach einem Umzug in eine fremde Stadt wird sie wieder schwanger. Bei einer Voruntersuchung wird festgestellt, dass ihr Kind an Trisomie 21 (Down-Syndrom) leidet. Die Eltern wollen das Kind behalten und informieren sich daher, was nun auf sie zukommt. So besuchen sie verschiedene Familien mit ähnlich behinderten Kindern. Frau B. ist noch immer für das Kind, doch sie sieht sich alleine und verlassen. Sie hat in der fremden Stadt noch keinen tragfähigen Freundeskreis. Die alten Freunde sind über 300 km weg. Die Zusage des Mannes, dass sie beide das schon schaffen, wird immer schwächer. Sie hat nicht die Kraft, das behinderte Kind alleine zu erziehen. Sie fühlt sich überfordert und entscheidet sich daher gegen das Kind.

  Faktisch ist Frau B. am Tod ihres Kindes schuldig. Sie hätte sich auch anders entscheiden können: Frau B. hätte das behinderte Kind in unserer behindertenfeindlichen Gesellschaft (verschiedene Gerichtsurteile belegen es) gebären und zur Adoption freigeben können. – Frau B. hätte auch das Kind gebären und das Scheitern ihrer Ehe riskieren können. Ihr Mann stand vor dem SSA nicht mehr so stark hinter ihr und dem Kind, wie unmittelbar nach der Feststellung der Behinderung. – Frau B. hätte das behinderte Kind gebären und die eigene physische wie auch psychische Überforderung riskieren können.

  Beispiel 2

  Frau H. befindet sich noch in der Berufsausbildung. Der Geburtstermin würde in die Zeit der Prüfung fallen. Frau H. würde mit einem Kind nicht in der Firma übernommen werden.

  Sie fühlt sich jedoch in dem Team wohl und diese Arbeit macht ihr Freude. Mit Kind sieht sie Berufsausbildung und Arbeitsplatz gefährdet. Außerdem will ihr Freund sie verlassen, wenn sie das Kind nicht abtreiben lässt. Die gemeinsame Wohnung kann sie alleine nicht finanzieren. Frau H. entscheidet sich schließlich entgegen ihrer eigenen Gefühle gegen das Kind und damit für die Arbeitsstelle und den Freund.

  Die Erfahrung lehrt, dass Frauen von solchen „Freunden“ später meist verlassen oder unterdrückt werden. Frau H. hat damit kaum etwas gewonnen. Sie hätte die Prüfung ein Jahr später machen können. Vielleicht wäre sie auch mit einem Kind von der Firma übernommen worden.

Frauen wie Frau B. und Frau H. haben nun eine Erfahrung gemacht, für die sie sich bewusst entschieden haben. Oft stehen diese Frauen gefühlsmäßig nicht hinter dem, was sie da gemacht haben. Umso größer können die subjektiven Schuldgefühle sein. – Sie haben jedoch auch eine Erfahrung gemacht, die sie für das Leben prägen wird. Sie werden den SSA vielleicht verdrängen können, aber nie vergessen. Immer wieder werden sie daran erinnert werden.

Wie jedes Schlechte auch etwas Gutes hat, so auch hier. Sie werden den Wert des Lebens stärker schätzen, als sie es bisher getan haben. Sie wissen, was es heißt, zu einem Menschen „Nein“ zu sagen. Auf diesem Hintergrund können sie ein größere Freund der Menschen und des Lebens werden, als sie es ohne SSA geworden wären. Sie verurteilen nicht vorschnell andere Frauen, die sich wie sie auch gegen ihr Kind entschieden haben.

- **Übermäßiges Rauchen, übermäßiger Alkohol**

  Die Grenzen des Übermäßigen sind nicht absolut, sondern relativ und individuell. Von einem Nippen am Sekt-, Wein- oder Bierglas stirbt kein Kind. Sollten Sie jedoch kurz vor dem Tod Ihres Kindes eine Nikotin- oder Alkoholvergiftung zugezogen haben, so ist das schlimm. Sie können diesen Tod nicht ungeschehen machen.

  Sie können jedoch aus diesem Tod lernen und Konsequenzen daraus ziehen. Wenn Sie dies nicht tun, laufen Sie Gefahr, diesen Fehler zu wiederholen. Konkret bedeutet dies, dass Sie während der nächsten Schwangerschaft das Rauchen stärker einschränken oder ganz einstellen bzw. den Alkoholkonsum stark einschränken oder gänzlich lassen. Damit geben Sie dem Tod dieses Kindes einen Sinn.

- **Zu große körperliche Anstrengung**

  Auch hier sind die Grenzen nicht absolut, sondern relativ und individuell. Sollten Sie sich sicher sein, dass zu große körperliche Anstrengung den Tod Ihres Kindes ausgelöst hat, so gilt auch für Sie, was oben beschrieben ist: Sie können durch nichts Ihr Kind wieder lebendig machen.

  Sie können jedoch sehr wohl aus Ihrem Tun lernen und bei der nächsten Schwangerschaft schwere körperliche Arbeiten unterlassen. Damit ist Ihr Kind nicht umsonst verstorben, denn Sie haben aus dem Tod Ihres Kindes gelernt.

Subjektive Schuldgefühle

Subjektive Schuldgefühle sind bei den meisten verwaisten Müttern von stillgeborenen Kindern vorhanden. Meist sind sie jedoch unbegründet, da keine objektive Schuld feststellbar ist. Deswegen ist sie jedoch nicht weniger wirkungsvoll.

Die meisten verwaisten Mütter von stillgeborenen Kindern haben subjektive Schuldgefühle, denen keine objektive Schuld zugrunde liegt. Deswegen werden sie jedoch nicht als schwächer empfunden. Sie sind genauso wirksam und lähmend, wie echte Schuldgefühle. Es hilft hier wenig, einfach nur zu sagen: „Sie haben am Tod Ihres Kindes keine Schuld.“ Um diese ungerechtfertigten Schuldgefühle aufzulösen, ist die Begründung zwingend notwendig. Meist muss dieser Satz immer wieder gehört (oder gelesen) und von den Frauen immer wieder ins Bewusstsein gerufen werden.

Daher macht es Sinn, die Begründung, warum Sie am Tod Ihres Kindes nicht schuld sind, Ihrem Partner, Ihrer Freundin oder sonst einem Ihnen nahestehenden Menschen mitzuteilen und diese zu bitten, es Ihnen so lange zu sagen, bis Sie es ohne jeden Zweifel wirklich glauben. Eine andere Methode ist, sich einen Zettel mit dieser Begründung an einer Stelle aufzuhängen, wo Sie täglich (mehrmals) hinsehen werden, so zum Beispiel in den Kleiderschrank, an den Spiegel im Bad oder in der Küche über dem Herd. Wichtig ist, dass Sie diese Begründung immer wieder hören oder lesen.

- **Genetische Ursache**

  Wenn Ihr Kind in den ersten 12 SSW verstorben ist, wird meist davon ausgegangen, dass Ihr Kind in Folge eines schweren genetischen Defekts gestorben ist. Dies gilt auch, wenn keine Ursache histologisch festgestellt werden konnte. Der genetische Schaden des Kindes war so groß, dass es nicht lebensfähig war.

  Die Natur hat hier eine gewisse Selbstkontrolle, die lebensunfähige Kinder frühzeitig durch deren Tod ausselektiert. Genetische Schäden kommen immer wieder vor. Sie sind völlig natürlich und wir Menschen sind ihnen machtlos ausgesetzt.

Wir können nichts dagegen unternehmen und müssen lernen, damit zu leben.

Sie, die hiervon betroffenen Eltern, trifft dabei keine Schuld.

- **Plazentainsuffizienz**

  Wenn die Plazenta Ihr Kind ungenügend versorgt hat, so haben Sie daran keinerlei Schuld. Störungen oder Fehlfunktionen der Plazenta haben nur insofern mit Ihrem Körper zu tun, als dass sie in Ihrem Körper geschehen. Es ist jedoch nicht Ihr Körper, der diese Störung oder Fehlfunktion hat. Sie haben keinen Einfluss darauf.

Lassen Sie sich von Ihrem Frauenarzt aufklären, woran Ihr Kind gestorben ist. Doch auch wenn die Ursache nicht (sicher) festgestellt werden konnte, bedeutet dies keine Schuldzuweisung an Sie. Es bedeutet nur, dass die Ursache nicht (sicher) festzustellen war.

5.14 Umgang mit gut gemeinten Sprüchen

Wir müssen die Menschen nehmen wie sie sind,
wir haben keine anderen.
(Theresa von Avila)

Dies gilt auch im Umgang mit ungeschickten Äußerungen, die Sie als verwaiste Eltern aus Ihrem Umfeld zu hören bekommen.

Niemand ist davor gefeit. Daher ist die Frage nach dem Umgang mit dummen Sprüchen von großer Bedeutung.

Ähnlich dem Schachspiel haben wir Menschen für jede Situation eine Vielzahl von Möglichkeiten. Bei der Eröffnung eines Schachspiels sind es 20 mögliche Züge, aus denen sich der Spieler für einen Zug entscheiden muss. Dabei bedenkt ein guter Schachspieler die möglichen Reaktionen des Gegners und die beste eigene „Antwort" darauf. Ein sehr guter Schachspieler denkt über mehre e mögliche Züge hinaus auch daran, ob ihn diese Züge seinem Ziel näher bringen. Er entscheidet sich für den ihm am meisten vorteilhaft erscheinenden Zug.

Ähnlich ist es im Umgang mit dummen Sprüchen. Wir haben prinzipiell alle Freiheiten, auf dumme Sprüche zu antworten. Dabei gibt es hilfreiche Sätze, wie z. B. „Das tut mir aber weh, wenn ich das höre."

Folgende Beispiele stehen stellvertretend für Möglichkeiten, wie Sie auf ungeschickte Äußerungen reagieren können.

1. Sich zurückziehen

Unbedachte Sprüche können verletzen. Das ist eine ganz natürliche Reaktion. Die meisten Menschen lassen sich von dummen Sprüchen verletzen, auch verwaiste Eltern. Die Reaktion ist, dass sich die Getroffenen zurückziehen. Sie entwickeln mitunter auch das Gefühl, dass sie niemand versteht. Im schlimmsten Fall sind diese Menschen im Endstadium völlig vereinsamt.

Diesen Weg nehmen viele Menschen. Es ist die Leidensform im Umgang mit dummen Sprüchen. Sie ist die einfachste und kostet am wenigsten Kraft. Das Gehörte hat jedoch getroffen, hat verletzt. Es nagt am Herzen, in der Seele. Mitunter kann es einen Menschen regelrecht auffressen. Psychosomatische Störungen können dann die Folge sein.

2. Verbale Ungeschicklichkeiten nicht an sich heranlassen

Jeder Mensch besitzt natürliche Abwehrmechanismen gegenüber unbedachten Sprüchen. So denken sich die wenigsten Menschen etwas dabei, wenn ein Kindergartenkind oder ein stark geistig behinderter Mensch zu einem sagt: „Bist du aber dumm.“ Wir wissen, dass dieser Ausspruch subjektiv ist und die Begrenztheit des Sprechers zum Ausdruck bringt. Sagt jedoch ein Erwachsener diesen Satz, den wir als Unseresgleichen, als Partner ansehen, so verletzt dieser Spruch sehr.

Um dumme Sprüche nicht an sich heranzulassen, benötigen Sie irgend eine Abwehr. Suchen Sie sich die für Sie Haltung als passende Abwehrmittel aus, die Sie an den Tag legen, jedoch nicht sagen:

– Es mag ja eine gute Absicht sein, aber mir hilft dies nicht.

– Der/Die hat ja keine Ahnung.

– Der/Die weiß es nicht besser, mit Trauernden umzugehen.

– Der/Die kann es nicht besser.

Die Abwehr ungeschickter Äußerungen hat viel mit innerer Haltung zu tun. Sie muss nicht von vorne herein vorhanden sein. Sie können auch nach dem Hören eines dummen Spruches auf diese Haltungen „umzuschalten“. - Welche Haltung sie nehmen, ist nebensächlich. Sie sollte nur wirksam sein.

3. Rückmeldung geben

> Sie haben das Recht, jedem Menschen zurückzumelden,
> wie es Ihnen mit den gehörten Worten geht.

Machen Sie sich das bewusst. Diese Rückmeldung sollte angemessen erfolgen. Dies bedeutet, dass Sie mit Ihren Worten nicht zu einem Gegenangriff übergehen. Urteile und Verurteilungen sind hierbei zu meiden. Sprechen Sie hingegen von sich. Sprechen Sie davon, welche Gefühle diese Worte bei Ihnen ausgelöst haben.

– „Ich fühle mich unverstanden.“ oder „Ich fühle mich schnell abgefertigt.“

– „Ich fühle damit, dass meine Trauer nicht ernst genommen wird.“

– „Ich habe den Eindruck, dass Sie eine solche Situation nicht kennen.“

– „Ich habe den Eindruck, dass Ihnen das Thema unangenehm ist.“

– „Ich habe den Eindruck, dass meine Trauer damit schnell weggewischt wird.“

– „Ich nehme von Ihnen keine Anteilnahme wahr.“

– „Ich finde es schade, dass Sie mein totes Kind nicht als Menschen akzeptieren.“

– „Das hat mich jetzt sehr getroffen.“

– „Das hat mir jetzt wehgetan.“

Geht der Angesprochene auf Ihre Worte nicht ein, dann sollten Sie im eigenen Interesse schnell das Thema wechseln.

Geht der Angesprochene hingegen auf Ihre Worte ein, so kann der zweite Schritt folgen. In diesem liegt es an Ihnen, dass Sie Ihre Wünsche und Hoffnungen, die Sie an dieses Gespräch hatten, zum Ausdruck bringen. Die folgenden Beispiele sollen Ihnen helfen, Ihre eigenen Formulierungen zu finden:

– „Ich hatte erwartet, dass . . .“ oder „Ich hatte gehofft, dass . . .“

– „Ich hatte mir gewünscht, dass . . .“ oder „Anteilnahme heißt für mich . . .“

– „Trösten heißt für mich . . .“ oder – „Ich wünsche mir von dir, dass . . .“

– „Ich hätte mich gefreut, wenn . . .“

Achten Sie darauf, dass Sie es immer positiv ausdrücken. Damit weiß Ihr Gegenüber, was Sie sich von ihm erwartet hatten.

Wenn Sie es negativ ausdrücken, dann weiß Ihr Gegenüber nur, dass dieser Satz falsch war. Was hingegen richtig war, das weiß er damit noch nicht. Hierzu einige Beispiele:

negative Ausdrucksweise

„Anteilnahme heißt für mich nicht, Bibelzitate zu hören."

„Trösten heißt für mich nicht, die Trauer herunterzuspielen."

„Zuhören heißt für mich nicht, mich mit gutgemeinten Ratschlägen zu überhäufen."

positive Ausdrucksweise

„Anteilnahme heißt für mich, sich aufrichtig für meine Erlebnisse zu interessieren."

„Trösten heißt für mich, meine Trauer gelten zu lassen und ggf. auch mitzuweinen."

„Zuhören heißt für mich, das Gesagte anzuhören, stehen zu lassen und sich bemühen, es zu verstehen."

6 Ihre Rechte

Grundsätzlich gilt, dass Sie das Recht haben, zu trauern. Auch wenn dieses Recht in keinem Gesetz verankert ist, so kann Ihnen niemand dieses Recht absprechen. Es gilt für Sie in jedem Falle.

Egal wie früh Ihr Kind gestorben ist,
Sie haben Recht auf Ihre Trauer!
Gleichgültig aus welchem Grund Ihr Kind gestorben ist,
Sie haben Recht auf Ihre Trauer!
Unerheblich wir kurz Sie sich kannten,
Sie haben Recht auf Ihre Trauer!
Irrelevant wie häufig und wie sehr Sie sich gestritten haben,
Sie haben Recht auf Ihre Trauer!
Auch wenn Sie sich von diesem Menschen trennten,
Sie haben Recht auf Ihre Trauer!
Unwichtig wie sehr Sie unter diesem Menschen gelitten haben,
Sie haben Recht auf Ihre Trauer!
Belanglos wie alt der Mensch geworden ist,
Sie haben Recht auf Ihre Trauer!
Einerlei wieviel Jahre der Tod schon zurückliegt,
Sie haben Recht auf Ihre Trauer!
Ungeachtet was die Menschen um Sie herum denken,
Sie haben Recht auf Ihre Trauer!
Dieses Recht kann Ihnen niemand absprechen,
keine Mensch und keine Staatsgewalt!

Bei all Ihrer Trauer sollten Sie dies immer bedenken und sich dieses Recht auf Ihre Trauer von niemanden nehmen lassen.

6.1 Ihre Rechte in Deutschland

6.1.1 Bestattungsrecht in Deutschland

Totgeborene Kinder (mindestens 500 g) müssen in jedem Fall bestattet werden.

Bei fehlgeborenen Kindern (unter 500 g) ist das Bestattungsrecht des jeweiligen Bundeslandes zu beachten, da es Länderrecht ist. Hieraus ergibt sich für Deutschland zum 31.12.2007:

Bundesland	***1***	***2***	***3***	***4***	***5***	***6***	***7***	***8***	***9***	***10***
Baden-Württemberg 15.9.2000										
Bayern 1.1.2006	O	O	O	O		O	O	O	O	O
Berlin 21.9.1995	O									
Brandenburg 7.11.2001										
Bremen 27.2.2001	/					#		/	/	/
Hamburg 30.1.2001	O				O	O	O	O	O	O
Hessen 7.12.1991						#				
Mecklenburg-Vorpommern 3.7.1998	O					O				#
Niedersachsen 1.1.2006	O		O			O			#	/
Nordrhein-Westfalen 3.4.2003	O	O				O		O	O	O
Rheinland-Pfalz 6.2.1996	O					O				
Saarland 18.12.1991										
Sachsen 8.7.1994	O					O				
Sachsen-Anhalt 5.2.2002	O									#
Schleswig-Holstein 30.11.1995	O					O				
Thüringen 19.5.2004	/					#		/	/	/
was in Karlsruhe geschieht	O	/		O	O	O		O	O	O
# = aktuelle Rechtssprechung spricht ausdrücklich dagegen		/ = teilweise erfüllt				O = erfüllt				

Hinweis für die folgenden Seiten

- Die Angaben zu Ihrem Recht als verwaiste Eltern besitzen den Stand 31.12.2007.
- Das Recht unterliegt einem ständigen Wechsel. Daher kann es sein, dass bis zum Erscheinen des Buches irgendwelche Angaben nicht mehr richtig sind. In diesem Falle bitte ich Sie, mir diese sofort mitzuteilen. Ich werde diese Gesetzesänderung umgehend auf die Seite www.kindergrab.de einarbeiten. Damit sollte sichergestellt sein, dass Sie zumindest auf dieser Seite das aktuelle Recht erfahren.
- Neben dem geltenden Recht gibt es mancherorts Bestattung der nichtbestattungspflichtigen Kindern. Dies sollten Sie in der Klinik, beim Friedhof oder einem Seelsorger des Ortes erfahren.

Die Nummern 1 bis 10 sind den Forderungen der **Aktion: Allen Menschen ein Grab!** entnommen und beinhalten:

1. Vater und/oder Mutter können ihr fehlgeborenes Kindes mit einklagbarem Recht bestatten.
2. Behandelnde(r) Arzt/Ärztin hat die Eltern über ihr Recht der Bestattung zu informieren.
3. Die Behinderung der Bestattung eines fehlgeborenen Kindes steht unter Strafe. Auch der Versuch ist strafbar.
4. Friedhöfe haben entsprechende Plätze für die Bestattung bereitzustellen.
5. Mutter und/oder Vater können mit einklagbarem Recht bei der Bestattung anwesend sein.
6. Es gibt für die Bestattung von fehlgeborenen Kinder keine zeitliche oder andere Untergrenze.
7. Der Verwendung des fehlgeborenen Kindes zu wissenschaftlichen oder medizinischen Zwecken soll zumindest ein Elternteil ausdrücklich zustimmen.
8. Alle fehlgeborenen Kinder werden mit gesetzlichem Bestattungszwang beigesetzt.
9. Alle fehlgeborenen Kinder, die nicht von den Eltern bestatten werden, sollen Klinik und Kommune in Sammelbestattungen beerdigen und die Kosten übernehmen.
10. Die hier genannten Punkte 1 – 9 sollen in gleicher Weise für alle abgetriebenen Kinder gelten.

in Spalte 6

Nach dem Bestattungsrecht in Bremen und Thüringen dürfen Kinder erst nach Vollendung der 12. SSW bestattet werden. In Hessen müssen sie nach dem Bestattungsrecht den 6. Schwangerschaftsmonat vollendet haben. Dies wurde jedoch zwischenzeitlich gelockert, wie der Auszug eines Briefes des Hessischen Sozialministeriums vom 22. 1. 03 zeigt: „Bestattung auf Wunsch der Eltern immer möglich (jedes Alter oder Gewicht) , nur keine Pflicht. Für Kinder unterhalb der Bestattungspflicht (<6 Monate) gibt es in den Kliniken eine anonyme Bestattung – z. T. mit Grabmälern, Gottesdiensten usw.“ In Niedersachsen müssen sie mindestens 35 cm groß sein.

in Spalte 10

In den Bundesländern Mecklenburg-Vorpommern und Sachsen-Anhalt dürfen nach geltendem Bestattungsrecht abgetriebene Kinder nicht bestattet werden. Eine Änderung dessen ist im Gange.

Diese Tabelle zeigt, wie unterschiedlich und zum Teil gegensätzlich die Bundesländer mit der Bestattung fehlgeborener Kinder umgehen.

In einigen Bundesländern sind für die Bestattung fehlgeborener Kinder Bescheinigungen notwendig. Nachfolgende Tabelle zeigt, in welchem Bundesland hierfür welche

6.1.2 Weitere Bestimmungen

Bundesland	***Bescheinigung***	***A***	***B***	***C***
Baden-Württemberg 15.9.2000				36
Bayern 1.1.2006		O		-
Berlin 21.9.1995		O		36
Brandenburg 7.11.2001				36
Bremen 27.2.2001	dass das Kind weniger als 1.000 Gramm hat und es die 12. Schwangerschaftswoche vollendet hat.	/	/	-
Hamburg 30.1.2001	dass keine Anhaltspunkte für ein nichtnatürliches Geschehen	O	O	36
Hessen 7.12.1991				36
Mecklenburg-Vorpommern 3.7.1998	mit Datum der Geburt sowie Name und Anschrift der Mutter	O		36
Niedersachsen 1.1.2006				36
Nordrhein-Westfalen 3.4.2003	dass der menschliche Körper ohne Anzeichen für eine mit Strafe bedrohte Handlung ist	O		36
Rheinland-Pfalz 6.2.1996	1. wo und wann die Scheidung der Leibesfrucht vom Mutterleib stattgefunden hat, 2. dass das Herz nicht geschlagen, die Nabelschnur nicht pulsiert und die natürliche Lungenatmung nicht eingesetzt hat 3. dass das Kind weniger als 500 Gramm wiegt.	O		36
Saarland 18.12.1991				36
Sachsen 8.7.1994	eine formlose ärztliche Bestätigung vorlegen	O		24
Sachsen-Anhalt 5.2.2002		O		36
Schleswig-Holstein 30.11.1995	eine formlose ärztliche Bestätigung vorlegen.	O		36
Thüringen 19.5.2004	eine ärztliche Bestätigung vorlegen.	/	/	48
Karlsruhe (1.1.2001)		O	O	36
O = erfüllt / = teilweise erfüllt				in Std.

A = gesetzlicher Anspruch auf Bestattung des fehlgeborenen Kindes

B = Land verpflichtet sich zur Bestattung von fehlgeborenen Kindern

C = maximale Aufbahrungsfrist von Leichen zu Hause;kann auf Antrag verlängert werden

Nähere und aktuelle Angaben hierzu finden Sie unter: www.kindergrab.de

Für Bremen muss angefügt werden, dass die Eltern eine Bestattungspflicht für stillgeborene Kinder mit einem Gewicht von mindestens 1.000 Gramm besitzen. Wiegt das stillgeborene Kind weniger, so haben die Eltern ein einklagbares Recht, ihr Kind zu bestatten. In Thüringen liegt diese Grenze bei der sonst einheitlichen Grenze von 500 Gramm. Für beide Bundesländer gilt jedoch: Machen die Eltern von diesem Recht nicht Gebrauch, so wird das stillgeborene Kind per Bestattungsrecht in einer Sammelbestattung beigesetzt. Dies gilt auch für abgetriebene Kinder.

Somit wird keines dieser Kinder anonym und unachtsam durch die Klinik entsorgt. Dies gilt jedoch nur, wenn das Kind die 12. SSW vollendet hat.

Hamburg ist mit seinem Bestattungsrecht richtungsweisend. Die Hansestadt bestattet alle Kinder, unabhängig von der Todesursache (auch abgetriebene Kinder) , vom Alter, Größe und Gewicht oder sonst irgend einem Kriterium in Sammelbestattungen, wenn die Eltern ihre fehlgeborenen Kinder nicht bestatten. Lediglich Bayern verfügt in dessen Bestattungsrecht darüber hinaus, dass die Friedhöfe entsprechende Plätze für die Bestattung bereitzustellen haben und dass die Behinderung der Bestattung eines fehlgeborenen Kindes unter Strafe steht. Auch der Versuch ist strafbar.

Um ein bundesweit einheitliches Bestattungsrecht im Umgang mit fehlgeborenen Kindern und in allen Bundesländern für die Eltern ein einklagbares Recht auf Bestattung ihres fehlgeborenen Kindes zu erreichen, wurde die „Aktion: Allen Menschen ein Grab!“ gestartet. Diese Aktion wurde von mir am 28. 12. 2002 (dem Tag der unschuldigen Kinder, auf den Kindermord von Betlehem anspielend) initiiert. Sie läuft ausschließlich über ’s Internet: www.kindergrab.de

Transport von Kinder unter 500 Gramm sind in allen Bundesländern ohne Bestatter möglich. D.h. Sie können Ihr fehlgeborenes Kind selbst in der Klinik abholen und zum Friedhof fahren.

6.1.3 Mutterschutz bei Fehlgeburt und SSA

Das Mutterschutzgesetz (MuSchG) nimmt eine deutliche und einfache Abgrenzung nach unten vor: Die Geburt eines stillgeborenen Kindes mit einem Gewicht von weniger als 500 Gramm (Fehlgeburt) ist im Sinne des MuSchG keine Entbindung. Damit löst sie keine mutterschutzrechtlichen Folgen aus. Vom MuSchG wird das Ereignis einer Fehlgeburt als Krankheit angesehen. Daher auch der Satz: „Ist eine Fehlgeburt mit seelischen und körperlichen Belastungen verbunden und ist die Frau arbeitsunfähig krankgeschrieben, so gelten statt der Grundsätze des MuSchG die Regelungen über die Lohnfortzahlung im Krankheitsfall.“

Ebenso verhält es sich bei einem SSA.

6.1.4 Mutterschutz bei Tot- und Mehrlingsgeburten

Wiegt das stillgeborene Kind mindestens 500 Gramm, so gilt es im Sinne des MuSchG als Entbindung. Es gilt damit: „Die Frau hat nach einer Totgeburt die normalen Schutzfristen nach der Entbindung."

Dargestellt werden die Rechte auf Mutterschutz in folgender Tabelle:

		Tot-* oder Lebendgeburt mit bis zu 2.500 g	Tot-* oder Lebendgeburt mit mind. 2.500 g	Mehrlings-geburten
A	Mutterschutz nach der Geburt	12 Wochen	8 Wochen	12 Wochen
B	Verlängerung um nicht genommene Tage vor der Entbindung?	ja max. 6 Wochen	ja max. 6 Wochen	ja max. 6 Wochen
C	Bezugsdauer für das Mutterschaftsgeld	Summe von A und B	Summe von A und B	Summe von A und B

*Totgeburt im Sinne dieser Definition, dass das Kind mind. 500 g wiegt.

Sie haben das Recht, auch innerhalb des Mutterschutzes wieder voll arbeiten zu gehen. Es entfallen dann die Zahlungen nach dem MuSchG. Bis Ende des Mutterschutzes können Sie jedoch ohne Angabe von Gründen diese vorzeitige Arbeit wieder beenden. Sie erhalten dann bis Ende des Mutterschutzes die Zahlungen nach dem MuSchG weiter.

Sollten Sie vermindert vor Ende des Mutterschutzes wieder arbeiten, so bekommen Sie die Zahlungen nach dem MuSchG anteilig.

6.1.5 Ihr Recht nach Schwangerschaftsabbruch (SSA)

In einigen Bundesländern haben Sie das Recht auf Bestattung ihres abgetriebenen Kindes.

Begleitung und Nachsorge durch eine Hebamme

Seit 1.8.2007 haben Frauen mit einem SSA mit medizinischer Indikation (d.h. nach der 13. SSW)

- nach Nr. 090 (Hilfe bei der Geburt eines Kindes im Krankenhaus)
- und Nr. 130 (Hilfe bei einer Fehlgeburt)

der Hebammengebührenverordnung (HGV) (siehe für beides unter Nr. 131) die Möglichkeit der **kostenlosen Begleitung bei der Geburt** bei einem späten SSA und/oder anschließener **Nachsorge** durch eine Hebamme. Sollte Ihre Hebamme diese Neuerung noch nicht kennen, so verweisen Sie diese auf diesen Link:

www.vdak.de/vertragspartner/sonstige-vertragspartner/hebammenhilfe/rahmenvertrag_anlage_1_20070724.pdf

6.2 Ihre Rechte in Österreich

6.2.1 Bestattungsrecht in Österreich

Totgeborene Kinder (mindestens 500 g) müssen in jedem Fall bestattet werden.

Bei fehlgeborenen Kindern (unter 500 g) ist das Bestattungsrecht des jeweiligen Bundeslandes zu beachten, da es Länderrecht ist. Hierzu das Bestattungsrecht in Österreich Länderrecht zum 31.12.2007

Bundesland	***1***	***2***	***3***	***4***	***5***	***6***	*7*	***8***	***9***	***10***
Burgenland (2002)	/							/		
Kärnten (1999)	/									
Niederösterreich (2002)	/							/		
Oberösterreich (2002)	/									
Salzburg (2006)	-									
Steiermark (2006)	/							/	/	
Tirol (2003)	-									
Vorarlberg (2002)	O									
Wien (2007)	O									
# = aktuelle Rechtssprechung spricht ausdrücklich dagegen	/	= ist teilweise erfüllt, d.h. ab 13. SSW				O	= ist erfüllt			

Nähere und aktuelle Angaben hierzu finden Sie unter: www.kindergrab.de

Die Nummern 1 bis 10 sind den Forderungen der **Aktion: Allen Menschen ein Grab!** entnommen und beinhalten:

1. Vater und/oder Mutter können ihr fehlgeborenes Kindes mit einklagbarem Recht bestatten.
2. Behandelnde(r) Arzt/Ärztin hat die Eltern über ihr Recht der Bestattung zu informieren.
3. Die Behinderung der Bestattung eines fehlgeborenen Kindes steht unter Strafe. Auch der Versuch ist strafbar.
4. Friedhöfe haben entsprechende Plätze für die Bestattung bereitzustellen.
5. Mutter und/oder Vater können mit einklagbarem Recht bei der Bestattung anwesend sein.
6. Es gibt für die Bestattung von fehlgeborenen Kinder keine zeitliche oder andere Untergrenze.
7. Der Verwendung des fehlgeborenen Kindes zu wissenschaftlichen oder medizinischen Zwecken soll zumindest ein Elternteil ausdrücklich zustimmen.
8. Alle fehlgeborenen Kinder werden mit gesetzlichem Bestattungszwang beigesetzt.
9. Alle fehlgeborenen Kinder, die nicht von den Eltern bestatten werden, sollen Klinik und Kommune in Sammelbestattungen beerdigen und die Kosten übernehmen.
10. Die hier genannten Punkte 1 – 9 sollen in gleicher Weise für alle abgetriebenen Kinder gelten.

6.2.2 Weitere Bestimmungen

Bundesland	*Besonderes zu Tot- und Fehlgeburt.*
Burgenland	Tot- und Fehlgeburten unterliegen der Leichenbeschau. Tot- und Fehlgeburten müssen gemeldet werden. Tot- und Fehlgeburten müssen bestattet werden.
Kärnten	Totgeburten müssen gemeldet werden. Totgeburten unterliegen der Leichenbeschau. Totgeburten müssen, Fehlgeburten dürfen bestattet werden
Niederösterreich	Tot- und Fehlgeburten unterliegen der Leichenbeschau. Tot- und Fehlgeburten müssen gemeldet werden. Tot- und Fehlgeburten müssen bestattet werden.
Oberösterreich	Tot- und Fehlgeburten unterliegen der Leichenbeschau. Tot- und Fehlgeburten müssen gemeldet werden. Totgeburten müssen, Fehlgeburten können bestattet werden.
Salzburg	Tot- und Fehlgeburten unterliegen der Leichenbeschau. Tot- und Fehlgeburten müssen gemeldet werden.
Steiermark	Tot- und Fehlgeburten unterliegen der Leichenbeschau. Tot- und Fehlgeburten müssen gemeldet werden. Tot- und Fehlgeburten müssen bestattet werden.
Tirol	Tot- und Fehlgeburten unterliegen der Leichenbeschau. Tot- und Fehlgeburten müssen gemeldet werden.
Vorarlberg	Tot- und Fehlgeburten unterliegen der Leichenbeschau. Tot- und Fehlgeburten müssen gemeldet werden. Tot- und Fehlgeburten können bestattet werden.
Wien	Tot- und Fehlgeburten bis 120 mm Scheitelsteißlänge unterliegen der Leichenbeschau. Tot- und Fehlgeburten müssen gemeldet werden. Tot- und Fehlgeburten können bestattet werden.

Für ganz Österreich gilt:

- Jede Lebend- und Totgeburt ist zu melden.
- Totgeburt ist, wer tot geboren wurde und mind. 500 g wiegt.

6.2.3 Arbeitsrecht bei Fehlgeburt und SSA

Arbeitsrechtlich sind bei Fehlgeburt und SSA keine Auswirkungen bekannt.

6.2.4 Arbeitsrecht bei Tot- und Mehrlingsgeburten

Ihre Rechte (z.B. besondere Schutzzeiten) für Sie als Mutter nach Tot- oder Mehrlingsgeburten sind nicht bekannt. Bitte informieren Sie sich vor Ort bei Ihren Krankenkassen und auf dem Rathaus.

6.2.5 Ihr Recht nach Schwangerschaftsabbruch (SSA)

Rechte nach SSA sind keine bekannt.

6.3 Ihre Rechte in der Schweiz

6.3.1 Bestattungsrecht in der Schweiz

Das Bestattungsrecht ist in der Schweiz Kantonsrecht zum 31.12.2007.

Kanton	***1***	***2***	***3***	***4***	***5***	***6***	***7***	***8***	***9***	***10***
Aargau (2005)	-	-	-	-	-	-	-	-	-	-
Appenzell-Außerroden (1995)	-	-	-	-	-	-	-	-	-	-
Appenzell-Innerroden (2004)	-	-	-	-	-	-	-	-	-	-
Basel-Landschaft (1983)	-	-	-	-	-	-	-	-	-	-
Basel-Stadt (2000)	O	-	-	-	-	-	-	-	-	-
Bern (2007)	-	-	-	-	-	-	-	-	-	-
Fribourg (2000)	-	-	-	-	-	-	-	-	-	-
Genf (????)	-	-	-	-	-	-	-	-	-	-
Glarus (2006)	-	-	-	-	-	-	-	-	-	-
Graubünden (2007)	-	-	-	-	-	-	-	-	-	-
Jura (????)	-	-	-	-	-	-	-	-	-	-
Luzern (2005)	-	-	-	-	-	-	-	-	-	-
Neuenburg (????)	-	-	-	-	-	-	-	-	-	-
Nidwalden (2007)	-	-	-	-	-	-	-	-	-	-
Obwalden	-	-	-	-	-	-	-	-	-	-
Schaffhausen (2005)	#	-	-	-	-	-	-	-	-	-
Schwyz (.2004)	-	-	-	-	-	-	-	-	-	-
Solothurn (2002)	-	-	-	-	-	-	-	-	-	-
St. Gallen (2000)	-	-	-	-	-	-	-	-	-	-
Tessin (????)	-	-	-	-	-	-	-	-	-	-
Thurgau (2007)	-	-	-	-	-	-	-	-	-	-
Uri (????)	-	-	-	-	-	-	-	-	-	-
Waadt (????)	-	-	-	-	-	-	-	-	-	-
Wallis (1999)	-	-	-	-	-	-	-	-	-	-
Zug (2006)	-	-	-	-	-	-	-	-	-	-
Zürich (2007)	-	-	-	-	-	-	-	-	-	-
# = aktuelle Rechtssprechung spricht ausdrücklich dagegen	/	= ist teilweise erfüllt				O	= ist erfüllt			

Die Nummern 1 bis 10 in der nachfolgenden Tabelle sind den Forderungen der **Aktion: Allen Menschen ein Grab!** entnommen und beinhalten:

1. Vater und/oder Mutter können ihr fehlgeborenes Kindes mit einklagbarem Recht bestatten.
2. Behandelnde(r) Arżt/Ärztin hat die Eltern über ihr Recht der Bestattung zu informieren.
3. Die Behinderung der Bestattung eines fehlgeborenen Kindes steht unter Strafe. Auch der Versuch ist strafbar.
4. Friedhöfe haben entsprechende Plätze für die Bestattung bereitzustellen.
5. Mutter und/oder Vater können mit einklagbarem Recht bei der Bestattung anwesend sein.
6. Es gibt für die Bestattung von fehlgeborenen Kinder keine zeitliche oder andere Untergrenze.
7. Der Verwendung des fehlgeborenen Kindes zu wissenschaftlichen oder medizinischen Zwecken soll zumindest ein Elternteil ausdrücklich zustimmen.
8. Alle fehlgeborenen Kinder werden mit gesetzlichem Bestattungszwang beigesetzt.
9. Alle fehlgeborenen Kinder, die nicht von den Eltern bestatten werden, sollen Klinik und Kommune in Sammelbestattungen beerdigen und die Kosten übernehmen.
10. Die hier genannten Punkte 1 – 9 sollen in gleicher Weise für alle abgetriebenen Kinder gelten.

Nähere und aktuelle Angaben hierzu finden Sie unter: www.kindergrab.de

Es ist kein Fehler, dass obige Tabelle so leer ist. Das Bestattungsrecht der Kantone macht keine Aussage zur Bestattung fehlgeborener Kinder.

Lediglich in Basel-Stadt besitzen die verwaisten Eltern ein einklagbares Recht, ihr fehlgeborenes Kind zu bestatten.

Im Kanton Schaffhausen hingegen dürfen nach geltendem Bestattungsrecht von 2005 fehlgeborene Kinder nicht bestattet werden.

Ansonsten findet sich im Bestattungsrecht der Kantone kein weiterer Hinweis zum Umgang fehlgeborener Kinder. Sie sind einfach kein Thema.

In einigen Städten und Gemeinden gibt es jedoch Gräber für fehlgeborene Kinder. Daher: Erkundigen Sie sich, wie es bei Ihnen geregelt ist. Wenn es noch kein solches Grab gibt, steht es Ihnen frei, die Einrichtung eines solchen Grabes anzuregen. Nachfolgende verwaiste Eltern werden es Ihnen danken.

6.3.2 Weitere Bestimmungen

In Nidwalden ordnet der Landrat durch Verordnungen das Bestattungswesen, in Zug ist das Bestattungswesen Sache der politischen Gemeinden. In diesen Kantonen gibt es kein eigenes Bestattungsgesetz.

In Bern **müssen** totgeborene Kinder bestattet werden, in Schwyz und Solothurn **können** sie bestattet werden. In Schaffhausen **können** tot geborene Kinder ab 30 cm bestattet werden. Die übrigen Kantone machen keine Aussage über den Umgang mit Totgeburten.

Kanton	Besonderes
Aargau	-
Appenzell-Außerroden	Bei Totgeburt ist Kantonsarzt mündlich zu informieren.
Appenzell-Innerroden	Bei Totgeburt ist Kantonsarzt zu benachrichtigen.
Basel-Landschaft	-
Basel-Stadt	-
Bern	Totgeburten sind zu bestatten.
Fribourg	Bei Totgeburt nach 6. SSM muss für die Feststellung des Todes ein Arzt beigezogen werden.
Genf	-
Glarus	-
Graubünden	Bei Totgeburt ist Kantonsarzt zu benachrichtigen.
Jura	-
Luzern	-
Neuenburg	-
Nidwalden	Der Landrat ordnet das Bestattungswesen durch Verordnung.
Obwalden	Bei Totgeburt ist Kantonsarzt zu benachrichtigen.
Schaffhausen	Totgeburten können erst ab 30 cm bestattet werden.
Schwyz	Totgeburten können auf Wunsch der Eltern bestattet werden.
Solothurn	Für Totgeburten können Gemeinden besonderen Platz anweisen.
St. Gallen	Bei Totgeburt ist Kantonsarzt zu benachrichtigen.
Tessin	-
Thurgau	Bei Totgeburt ist Kantonsarzt zu benachrichtigen.
Uri	-
Waadt	-
Wallis	-
Zug	Das Friedhof- und Bestattungswesen ist Sache der Einwohnergemeinden.
Zürich	Totgeburten können auf Wunsch der Eltern bestattet werden.

6.3.3 Arbeitsrecht bei Fehlgeburt und SSA

Arbeitsrechtlich sind bei Fehlgeburt und SSA keine Auswirkungen bekannt.

6.3.4 Arbeitsrecht bei Tot- und Mehrlingsgeburten

Ihre Rechte (z.B. besondere Schutzzeiten) für Sie als Mutter nach Tot- oder Mehrlingsgeburten sind nicht bekannt. Bitte informieren Sie sich vor Ort bei Ihren Krankenkassen und auf dem Rathaus.

6.3.5 Ihr Recht nach Schwangerschaftsabbruch (SSA)

Rechte nach SSA sind keine bekannt.

6.3.6 Geburtszulage

Kanton	*SFr*	*A*
Aargau		
AppenzellAußerroden		
AppenzellInnerroden		
Basel-Landschaft		
Basel-Stadt		
Bern		
Fribourg		Art. 18 c) Die Geburts- oder Aufnahmezulage 1 Die Geburts- oder Aufnahmezulage ist eine einmalige Leistung, die im ersten Falle für jedes nach mindestens 6 Monaten Schwangerschaft geborene Kind ausgerichtet wird, im zweiten Falle für jedes minderjährige, im Hinblick auf eine Adoption im Sinne des Schweizerischen Zivilgesetzbuches (ZGB) aufgenommene Kind. 2 Die Geburtszulage wird für Kinder ausgerichtet, die in der Schweiz geboren und in einem Schweizer Geburtenregister eingetragen sind.
Genf		
Glarus		
Graubünden		
Jura		
Luzern	800	§ 3 Geburtszulage Einen Anspruch auf die Geburtszulage begründen Geburten, die ins Geburtenregister eingetragen werden, sowie die Aufnahme eines im Geburtenregister eingetragenen Findelkindes in die Familie; bei Mehrfachgeburten besteht für jedes Kind Anspruch auf die volle Zulage. Der Anspruch auf Geburtszulage besteht für jede in der Schweiz erfolgte und für jede in einem schweizerischen Geburtsregister eingetragene Geburt, sofern die bezugsberechtigte Person im Zeitpunkt der Geburt bei einem diesem Gesetz unterstellten Arbeitgeber beschäftigt ist. Auch bei Teilzeitbeschäftigung besteht Anspruch auf die volle Geburtszulage. Nichterwerbstätige alleinstehende Mütter haben Anspruch auf die Geburtszulage, wenn sie bis neun Monate vor der Geburt bei einem diesem Gesetz unterstellten Arbeitgeber beschäftigt waren.
Neuenburg		
Nidwalden	300	§ 14 Geburtszulage 1 Bei der Geburt eines Kindes wird den Mitarbeiterinnen und Mitarbeitern eine Geburtszulage entrichtet. Sie beträgt Fr. 300.- und gelangt entsprechend dem Beschäftigungsgrad anteilsmässig zur Auszahlung. 2 Die öffentlichrechtlichen Arbeitgeberinnen und Arbeitgeber im Kanton entrichten je Geburt eine Geburtszulage. Haben beide Eltern Anspruch auf dieselbe Geburtszulage, wird sie von den betreffenden öffentlichrechtlichen Arbeitgeberinnen und Arbeitgebern anteilsmässig entrichtet. 3 Die Auszahlung der Geburtszulage erfolgt nach eingegangener Meldung der Geburt eines Kindes mit der nächstfolgenden Lohnzahlung.
Obwalden		
Schaffhausen		

Schwyz	800	Die Geburtszulage gemäss § 4 Abs. 3 Bst. a des Gesetzes beträgt Fr. 800.--. Die Höhe der Zulagen wird vom Kantonsrat festgelegt. Sie beträgt mindestens: a) 800 Franken für die Geburtszulage; § 5 Geburtszulage Jedes Kind, das im schweizerischen Geburtsregister eingetragen wird, hat Anrecht auf eine volle Geburtszulage, sofern die Mutter zivilrechtlichen Wohnsitz in der Schweiz hat und die Anspruchsberechtigung nach §§ 8 ff. gegeben ist.
Solothurn	600	1 Anspruch auf Zulagen haben: a) Arbeitnehmer bei einem dem Gesetz unterstellten Arbeitgeber; b) dem Gesetz unterstellte Landwirte. 2 Bei Kurzarbeit im Sinne des Arbeitslosenversicherungsgesetzes wird eine volle Zulage ausgerichtet. Teilzeit-Beschäftigte, die eine Beschäftigung von mindestens 15 Stunden wöchentlich ausüben, haben Anspruch auf eine volle Zulage. 3 Beträgt die wöchentliche Arbeitszeit weniger als 15 Stunden, erfolgt eine entsprechende Reduktion im Verhältnis zur ganzen Zulage. Der Regierungsrat kann für alleinerziehende Arbeitnehmer Ausnahmen vorsehen. 4 Nicht als Teilzeit-Beschäftigte gelten Arbeitnehmer, die ihr Erwerbseinkommen überwiegend aus selbständiger Erwerbstätigkeit erzielen. 5 Es kann nicht mehr als eine volle Zulage beansprucht werden.
St. Gallen	739 1.360	Die Ausrichtung der im Anhang C aufgeführten Sozialzulagen (Familien-, Kinder- und Geburtszulagen) erfolgt nach den Bestimmungen der Dienst- und Besoldungsordnung für das Staatspersonal des Kantons St.Gallen Art. 34 1 Bei der Geburt eines Kindes wird eine Zulage von Fr. 1360.– ausgerichtet. 2 Massgebend ist der Beschäftigungsgrad der letzten 12 Arbeitsmonate vor der Geburt.
Tessin		
Thurgau		
Uri	500 1.000	Artikel 5 Ansätze a) Geburtszulage 1 Für jede Geburt eines Kindes in der Schweiz besteht Anspruch auf eine Geburtszulage. 2 Als Geburt gilt auch eine nach dem sechsten Monat der Schwangerschaft erfolgte Fehlgeburt (Artikel 59 Zivilstandsverordnung. 3 Die Höhe der Geburtszulage wird in der Verordnung festgesetzt. Sie beträgt mindestens 500 Franken. Artikel 6 Geburtszulage (Artikel 5 FZG) 1 Die Geburtszulage beträgt 1 000 Franken. 2 Arbeitnehmer und Selbständigerwerbende haben Anspruch auf eine Geburtszulage, wenn sie im Zeitpunkt der Geburt des Kindes dem Gesetz unterstellt sind.
Waadt		
Wallis	1.300	
Zug		
Zürich		

6.4 Vergleich der Länder D-A-CH

Legende

	Text	Inhalt
A	Definition	Wer bestimmt diese Definition? PStGAV = §29 Verordnung zur Ausführung des Personenstandsgesetzes (für Deutschland) Österreich? ZStV Art.9.2 für die Schweiz
B	Form der "Geburt"	Es gibt drei Formen, wie das Kind aus dem Mutterleib kommen kann: - natürliche oder durch Medikamente eingeleitete Geburt - Kaiserschnitt (Operation) - Abrasio (Ausschabung unter Vollnarkose)
C	Mutterschutz (D), Wochenschutz (A)	Hat die Mutter Anrecht auf Mutterschutz? In Deutschland regelt es u.a. den Kündigungsschutz, die Arbeitszeiten und das Beschäftigungsverbot von schwangeren und stillenden Frauen.
D	Bestattung	Recht und Möglichkeit der Bestattung von stillgeborenen Kindern
E	Meldepflicht	Als Totgeburt definierte Kinder müssen gemeldet werden, kleinere Kinder nicht.
F	Meldeort	Auf welcher Stelle ist die stille Geburt eines Kindes zu melden?
G	Name des Kindes	Kann das Kind einen amtlichen Namen erhalten? ZStV Art.9.3 und Art. 37 Abs.1 und für die Schweiz
H	Nachbetreuung möglich	Eine Nachbetreuung durch die Hebamme mit Abrechnung über die Krankenkasse ist möglich.

Für die auf den nachfolgenden Seiten stehende Tabellen gilt diese Legende.

Nach diesem Raster wird die rechtliche Situation der verwaisten Eltern nach Totgeburt, später und früher Fehlgeburt sowie SSA der Länder Deutschland, Österreich und der Schweiz verglichen.

Zur Bestattung: Jedes deutsches und österreichisches Bundesland hat sein eigenes Bestattungsgesetz, ebenso jeder schweizer Kanton. In Nidwalden ordnet der Landrat durch Verordnungen das Bestattungswesen, in Zug ist das Bestattungswesen Sache der politischen Gemeinden. In diesen beiden Kantonen gibt es kein eigenes Bestattungsgesetz.

Umgang bei Totgeburt

	Deutschland	Österreich	Schweiz
A	mind. 500 Gramm	mind. 500 Gramm	mind. 500 Gramm oder vollendete 22. SSW
B	Geburt oder Kaiserschnitt	Geburt oder Kaiserschnitt	Geburt oder Kaiserschnitt
C	Anspruch auf Mutterschutz	Anspruch auf Wochenschutz	Anspruch auf Mutterschaftsurlaub
D	muss bestattet werden	kann selbst bestattet werden (keine Bestattungspflicht)	muss in Bern, kann in Schaffhausen, Schwyz und Solothurn bestattet werden, sonst nicht erwähnt
E	meldepflichtig	meldepflichtig	meldepflichtig
F	beim Standesamt	beim Standesamt (a)	beim Zivilstandesamt
G	darf amtlichen Namen erhalten	darf amtlichen Namen erhalten	darf amtlichen Namen erhalten
H	Nachbetreuung möglich	Nachbetreuung möglich	Nachbetreuung bis 10 Tage möglich

(a) Für die Bestattung des totgeborenen Kindes erhalten die verwaisten Eltern beim Standesamt auf ausdrückliches Ansuchen den Beerdigungsschein. Nehmen die Eltern von diesem Recht keinen Gebrauch, so wird das totgeborene Kind mit dem angegebenen Namen von der Gemeinde bestattet.

In der Schweiz ist eine Totgeburt wer tot geboren mind. 500 Gramm wiegt oder die 22. SSW vollendete hat. Damit werden auch die in der körperlichen Entwicklung zurückgebliebenen Kinder ab der 23. SSW als Totgeburt anerkannt, auch wenn sie weniger als 500 Gramm wiegen.

Der größte Unterschied zeigt das Bestattungsrecht: In Deutschland müssen totgeborene Kinder bestattet werden, in Österreich können sie bestattet werden, in der Schweiz müssen sie in Bern und können in Schaffhausen und Schwyz bestattet werden. In den anderen Kantonen gibt es hierfür keine Bestimmung.

In allen 3 Ländern werden totgeborenen Kinder mit Vornamen beurkundet. In Österreich besteht nach §28 PstG die Möglichkeit, dass der unverheiratete Vater 14 Tage nach der Geburt die Vaterschaft anerkennt. In Deutschland muss dies vor der Geburt des Kindes erfolgen.

In der Schweiz besteht die Wochenbettbetreuung durch die Hebamme (Nachsorge) wie bei einem lebend geborenen Kind, bis zum 10. Tag nach der Geburt.

Die übrigen Regelungen sind in den 3 Ländern entsprechend.

Umgang mit später Fehlgeburt (ab 13. SSW bis 500 g)

	Deutschland	Österreich	Schweiz
A	weniger als 500 Gramm	weniger als 500 Gramm	weniger als 500 Gramm und nicht vollendete 22. SSW
B	Geburt oder Kaiserschnitt	Geburt oder Kaiserschnitt	Geburt oder Kaiserschnitt
C	kein Mutterschutz	kein Wochenschutz	kein Wochenschutz
D	muss bzw. kann bestattet werden	kann bestattet werden	kann in Bern, darf nicht in Schaffhausen bestattet werden, sonst nicht erwähnt
E	nicht meldepflichtig	nicht meldepflichtig	nicht meldepflichtig
F	entfällt	entfällt	entfällt
G	darf keinen amtlichen Namen erhalten	darf keinen amtlichen Namen erhalten	darf keinen amtlichen Namen erhalten
H	Nachbetreuung möglich	Nachbetreuung möglich	Nachsorge nach ärztl. Verordnung möglich

In der Schweiz ist eine späte Fehlgeburt, wenn das tot geborene Kind weder die 500 Gramm erreicht noch die 22. SSW vollendet hat.

Der größte Unterschied besteht auch hier im Bestattungsrecht: In einigen deutschen und österreichischen Bundesländern muss eine späte Fehlgeburt bestattet werden. In den meisten deutschen und österreichischen Bundesländern besitzten die Eltern ein einklagbares Recht, ihr spät fehlgeborenes Kind zu bestatten. In Bern besitzen sie auch dieses Recht, in Schaffhausen wird es ihnen verwehrt. In den anderen Kantonen werden fehlgeborene Kinder im Bestattungsrecht nicht genannt.

Die übrigen Regelungen sind in den 3 Ländern entsprechend.

Umgang mit früher Fehlgeburt (bis 12. SSW)

	Deutschland	Österreich	Schweiz
A	bis 12. SSW (med.)	bis 12. SSW (med.)	bis 12. SSW (med.)
B	spontaner Abgang oder Ausschabung (Abrasio)	spontaner Abgang oder Ausschabung (Abrasio)	spontaner Abgang oder Ausschabung (Abrasio)
C	kein Mutterschutz	kein Wochenschutz	kein Wochenschutz
D	muss, darf und darf nicht bestattet werden	?	?
E	nicht meldepflichtig	nicht meldepflichtig	nicht meldepflichtig
F	entfällt	entfällt	entfällt
G	darf keinen amtlichen Namen erhalten	darf keinen amtlichen Namen erhalten	darf keinen amtlichen Namen erhalten
H	Nachbetreuung möglich	Nachbetreuung möglich	?

Der einzig bekannte Unterschied im Umgang mit in den ersten 12 SSW verstorbenen Kindern, besteht im Bestattungsrecht. Während für Österreich und der Schweiz hierfür keine Angaben gefunden wurden, bestehen hierbei in Deutschland 3 verschiedene Möglichkeiten, je nach Bundesland:

- es gibt hierfür eine Bestattungspflicht
- die Eltern besitzen ein einklagbares Recht, ihr sehr früh verstorbenes Kind zu bestatten
- die in den ersten 12 SSW verstorbenen Kinder dürfen nicht bestattet werden.

Hinzu kommt, dass einige Bundesländer gesetzlich die Möglichkeit der Verwendung für medizinische, pharmazeutische, wissenschaftliche und andere Zwecke ermöglichen. Nur in Bayern muss hierfür mindestens ein Elternteil schriftlich zustimmen. In den anderen Bundesländern darf mit dieser Regelung frei über alle fehlgeborenen Kinder (weniger als 500 Gramm) verfügt werden.

Umgang bei Schwangerschaftabbruch

	Deutschland	Österreich	Schweiz
A	a) bis 12. SSW b) bis 20. SSW	bis 12. SSW	bis 12. SSW
B	a) Ausschabung b) eingeleitete Geburt	a) Ausschabung b) eingeleitete Geburt	a) Ausschabung b) eingeleitete Geburt
C	kein Mutterschutz	kein Wochenschutz	?
D	muss, darf und darf nicht bestattet werden	?	?
E	nicht meldepflichtig	nicht meldepflichtig	nicht meldepflichtig
F	entfällt	entfällt	entfällt
G	darf keinen amtlichen Namen erhalten	darf keinen amtlichen Namen erhalten	darf keinen amtlichen Namen erhalten
H	Nachbetreuung ab 13. SSW seit 1.8.07 möglich	Nachbetreuung nicht möglich	?

a) soziale Indikation, bis einschließlich 12. SSW straffrei

b) medizinische Indikation,

In Deutschland besteht für den straffreien SSA eine Pflicht zur Beratung in eigenen Schwangerschaftskonfliktberatungsstellen.

Der einzig bekannte Unterschied im Umgang mit den abgetriebenen Kindern, besteht im Bestattungsrecht. In Deutschland gibt es hierfür 3 verschiedene Möglichkeiten, je nach Bundesland:

- es gibt hierfür eine Bestattungspflicht
- die Eltern besitzen ein einklagbares Recht, ihr abgetriebenes Kind zu bestatten
- die abgetriebenen Kinder dürfen nicht bestattet werden.

6.5 Lösungen bei Stillgeburt

> Jedes Problem besitzt eine Lösung,
> man muss sie nur erkennen,
> um sie dann umsetzen zu können.

Nach diesem Grundsatz sei hier auf einige rechtliche Probleme zum Thema Stillgeburt hingewiesen und dafür passende Lösungsmöglichkeiten genannt.

- Eintrag des Kindes in das Stammbuch soll erfolgen bei:
  - Lebendgeburt
  - Totgeburt
  - bei Mehrlingsgeburt alle Kinder, wenn ein Kind lebend geboren wurde
  - bei Mehrlingsgeburt alle Kinder, wenn die Summe des Gewichts aller totgeborenen Kinder über 500 Gramm ist
- Eltern sollen das Recht haben, ihr fehlgeborenes Kind eintragen zu lassen wenn sie es wünschen. Hierzu sollte die Bestätigung eines Arztes oder Hebamme genügen, die bescheinigt, dass eine Schwangerschaft vorgelegen hatte und das Kind nun tot ist.
- Unverheiratete Eltern sollen mind. 14 Tage nach der Stillgeburt für die Anerkennung der Vaterschaft Zeit haben.
- Es soll eine allgemeine Bestattungspflicht für alle Formen der Schwangerschaften geben, auch der Eierstock-, Bauchhölen- und Eileiterschwangerschaften sowie für alle in den ersten 12 SSW verstorbenen oder alle abgetriebenen Kinder.
- Soll ein fehlgeborenes oder abgetriebenes Kind nicht bestattet werden, so sollen hierfür nur folgende Möglichkeiten zugelassen werden:
  - medizinische Zwecke
  - wissenschaftliche Zwecke

  Jeder andere Umgang mit fehlgeborenen oder abgetriebenen Kindern ist unter Strafe zu stellen.
- Für die medizinische oder wissenschaftliche Verwendung des fehlgeborenen oder abgetriebenen Kindes soll die schriftliche Zustimmung der Mutter erforderlich sein.
- Die Eltern sollen auf die Bestattung ihres toten Kindes hingewiesen werden.
- Die Eltern sollen das Recht haben, bei der Bestattung ihres Kindes anwesend sein zu dürfen.
- Jede Frau, die ein Kind tot geboren hat, soll Anrecht auf Mutterschutz besitzen.

6.6 Ihr Recht mit Gott zu hadern

Viele Menschen wurden mit der Haltung erzogen, dass sie nicht mit Gott hadern dürften. Dies sei verboten. Uns Menschen stünde nur an, das uns auferlegte Schicksal in aller Demut (und Dankbarkeit) anzunehmen. Gott wisse schon, was das Beste für uns sei.

Menschen dieser Glaubensauffassung sind dann auch schnell dabei, entsprechende Gründe anzugeben, warum Gott Ihr Kind sterben ließ: Das Kind wäre schwer krank gewesen. Das Kind hätte Ihnen nur Schwierigkeiten bereitet. Das Kind wäre zu einem Verbrecher geworden. ...

Ein Blick in die Bibel lehrt uns, dass wir Menschen sehr wohl mit Gott hadern dürfen. Besonders das Alte

Testament zeigt uns an zahlreichen Stellen auf, wie Menschen in jener Zeit mit Gott haderten.

- Das Buch der Klagelieder ist voll von Klagen gegen Gott.
- Die Klagepsalmen klagen Gott an.
- Ijob wollte einen Rechtsstreit gegen Gott führen.
- Jesu letzte Worte am Kreuz war der Beginn des Psalm 22: „Mein Gott, mein Gott, warum hast du mich verlassen?"

Im Christentum wird immer wieder die Nachfolge Jesu betont. Häufig werden dabei die letzten Worte Jesu ausgeklammert. Dabei stellen auch sie eine Form der Nachfolge Jesu dar, die gelebt werden darf.

Sie, die verwaisten Eltern, deren Kind während der Schwangerschaft oder während der Geburt starb, haben ein Recht, mit Gott zu hadern, gegen ihn zu klagen, ihn zur Rede zu stellen. Sie haben das Recht, ihm Ihre Warum-Fragen vorzutragen. Niemand kann Ihnen dieses Recht der Klage gegen Gott nehmen. Dieses Recht steht Ihnen genauso zu, wie das Recht zu trauern.

Gott ist so groß und erhaben, dass ihm diese Konfrontation nichts anhaben wird. Selbst wenn die gesamte Menschheit gegen ihn klagen würde, so würde es nichts von seiner Größe nehmen.

Es ist bedauerlich, dass Klage nicht regelmäßiger Bestandteil der Liturgie ist. Dadurch würde den Gläubigen der Umgang mit Klage erleichtert werden. Sie würden Klage als 5. Gebetsform kennenlernen und bei Bedarf auch selbst praktizieren. Schließlich ist Klage die 5. Gebetsform:

- Gott zu loben.
- Gott zu preisen.
- Gott zu bitten.
- Gott zu danken.
- Mit Gott zu hadern.

Machen Sie sich daher auch bewusst, dass mit Gott zu hadern Gebet ist, ebenso wie jedes andere Gebet auch.

Interaktive virtuelle Trauer-, Gedenk- und Trostgottesdienste finden Sie unter: www.1trost.de

7 Die Bestattung

7.1 Erlebnisbericht einer verwaisten Mutter

8. September

Seit heute weiß ich es sicher. Ich bin schwanger. Endlich ist unser Wunschkind unterwegs. Mein Mann und ich sind überglücklich.

Wir haben lange auf diesen Tag warten müssen.

21. Oktober

Heute war die zweite Vorsorgeuntersuchung. Ich musste zu einer Vertretung gehen, da meine Ärztin Urlaub hatte. Leider hatte der Arzt keine guten Nachrichten für mich. Mein Kind lebte nicht mehr. Es war vor mehr als 14 Tagen einfach eingeschlafen. Gestern hatten wir uns noch auf den Namen geeinigt. Morgen muss ich in die Klinik. Ich habe mich für „mein" Krankenhaus entschieden.

Ich gehe in die St.-Vincentius-Kliniken. Da arbeite ich. Ich kenne das Haus und hoffe, dass ich mich wohl fühle.

22. Oktober

Ich habe die ganze Nacht nicht geschlafen. Ich habe nur geweint. Wir sollten sehr früh in der Klinik sein. Mein Mann und ich haben lang warten müssen bis endlich etwas passierte. Sr. Irmgard und Sr. Maria Martha von unserer Krankenhausseelsorge sahen uns sitzen und waren ziemlich geschockt. Beide versprachen, mich auf Station zu besuchen. Nach mehr als 3 Stunden warten, kam ich endlich auf Station und in ein Bett. Meine Bettnachbarin wirkte noch sehr jung, aber ich wollte erstmal nicht reden. Lange musste ich nicht warten und Sr. Maria Martha kam mich besuchen. Sie versuchte, mich zu trösten und zu beruhigen, doch in dem Moment war ich nicht sehr aufnahmefähig. Doch sie erreichte, dass ich ein Gespräch mit meiner Nachbarin anfing. Es ging ihr sehr ähnlich wie mir. Auch ihr Kind war einfach eingeschlafen. Sie hat allerdings schon einen Sohn von 18 Monaten zu Hause, ist erst 19 Jahre alt und hatte gerade eine Ausbildung begonnen. Es ist auch ihr sehr schwer gefallen, doch sie war andererseits auch ganz froh, dass es so gekommen ist.

Als ich aus dem OP wieder kam, war Sr. Irmgard schon da. Sie hat sich sehr viel Zeit genommen für uns beide. Sie war es dann auch, die sich mit uns unterhalten hat über eine Trauerfeier und die Beerdigung ungeborener Kinder. Ich hatte zwar bei der stationären Aufnahme eine Broschüre erhalten, aber sie erstmal sehr weit weggeräumt. Da ich ohne Konfession bin, konnte ich damit auch nicht viel anfangen. Meine Nachbarin nahm dieses Angebot sofort begeistert an. Ich war so durcheinander, es war so viel passiert und ich konnte mich in diesem Moment einfach nicht entscheiden. Darüber musste ich erst einmal in Ruhe nachdenken.

Zum Schluss betete Sr. Irmgard mit uns. Es ist für mich immer ein seltsames Gefühl, wenn man nicht weiß, was jetzt passiert.

Als mich mein Mann abholte, ging es mir schon wesentlich besser. Ich wusste, es geht auch anderen Frauen so und ich wusste, dass ich jederzeit zu Sr. Irmgard kommen konnte, wenn ich jemanden zum Reden brauchte.

Ein paar Tage später

Ich war seit der Ausschabung noch nicht wieder arbeiten. Ich hatte viel Zeit zum Nachdenken. Warum passierte es gerade uns?

Es war doch unser Wunschkind. Doch ich musste lernen, damit umzugehen. Dann kam der Anruf von Bruder Klaus, unserem Klinikseelsorger. Er hatte erfahren, was passiert war. Er sprach sehr behutsam mit mir über seine Tätigkeit für die Sternenkinder.

Er lud mich sehr herzlich zur Trauerfeier ein. Es sollte auch ein Team vom Fernsehen dabei sein. Dieses wollte auch Interviews machen mit betroffenen Frauen. Eigentlich war ich nicht begeistert und mein Mann, der das Gespräch mitbekam, schüttelte auch erst mal den Kopf. Bruder Klaus meinte, dass ich mich nicht gleich entscheiden muss. Ich sollte es mir in Ruhe überlegen und ihm dann Bescheid geben. Leicht habe ich mir diese Entscheidung nicht gemacht. Einmal wollte ich Bruder Klaus nicht enttäuschen, andererseits erhoffte ich mir aber, dass es mir hilft, diesen Verlust besser zu verarbeiten. Also sagte ich Bruder Klaus meine Mithilfe zu.

17. November

Heute war die Trauerfeier. Ich musste nicht hingehen, da sich das mit dem Fernsehen zerschlagen hat. Lange rang ich mit mir und machte mich dann doch auf den Weg in die Kapelle der St.-Vincentius-Kliniken. Dort wartete Sr. Irmgard und nahm mich und alle anderen Betroffenen in Empfang. Sie erzählte mir, dass sie beim Aussuchen des Sarges an mich denken musste. Als ich in Richtung Altar schaute, sah ich ihn stehen. Er war wunderschön.

Er war weiß und blau bemalt. Es stellte einen Himmel mit vielen kleinen weißen Wölkchen dar. Sr. Irmgard erklärte uns, dass diese Särge von Schreinerlehrlingen angefertigt und von Malermeistern bemalt wurden, extra für die Beerdigungen fehlgeborener Kinder.

Ich war schon oft in unserer Kapelle gewesen, doch noch nie habe ich sie mir so genau angesehen wie heute. Sie ist klein, wirkt aber sehr freundlich und einladend zum Verweilen. Mit Orgelklängen begann der Gottesdienst. Dann kamen Bruder Klaus und Diakonin Lessle-Rauter, die evangelische Klinikseelsorgerin der Nachbarklinik, aus der Sakristei. Bruder Klaus begrüßte uns und machte dann wortlos Seifenblasen. Erst dachte ich, was das denn soll. Die Seifenblasen zerplatzten und plötzlich schoss mir ein Gedanke durch den Kopf. Mein Traum vom Wunschkind war auch zerplatzt, wie eine Seifenblase. Es wurden Gebete gesprochen, Frau Lessle-Rauter hielt eine Ansprache, dann wurden Fürbitten vorgebracht. Ich fand alles gar nicht so verkehrt. Am Ende zündete jeder von uns für sein Sternenkind eine Kerze an und legte sie beim Sarg ab. Wir bildeten um den Sarg einen Kreis. Er erstrahlte in einem ganz besonderen Licht. Wir hielten uns an den Händen und beteten. Auch ich betete mit für mein Sternenkind.

Auch wenn ich keine Konfession habe, aber es kam von Herzen und das ist wohl das Wichtigste.

Nach Ende der Trauerfeier saßen wir noch eine Weile zusammen und haben uns unterhalten. Was mich sehr beeindruckte, war eine ältere Frau, deren Kind schon vor vielen Jahren gestorben ist. Sie erzählte uns, dass es zu ihrer Zeit einfach totgeschwiegen wurde. Sie versuchte jetzt auf diesem Weg ihr Erlebnis zu verarbeiten und Abschied zu nehmen. Auch ich begriff dies an diesem Abend. Ich muss loslassen, um wieder neu beginnen zu können.

Das erste Mal schlief ich an diesem Abend sehr ruhig ein. Vor meinem inneren Auge hatte ich den kleinen Sarg, der inmitten von vielen kleinen Lichtern steht.

21. November

Heute wurde der kleine Sarg auf dem Kinderfeld des Karlsruher Hauptfriedhofes beigesetzt. Meine Eltern kamen heute noch zu Besuch. Sie wollten mich zur Beerdigung begleiten. In der Friedhofskapelle war der kleine Sarg noch einmal aufgebahrt. Wir hatten Zeit, uns noch einmal zu verabschieden. Dann begleiteten wir den Sarg auf das Kinderfeld. In der Mitte des Kinderfeldes ist eine weiße Stele mit bunten Tauben. In der Erde war ein kleines Loch. Da hinein kam der kleine Sarg. Während Bruder Klaus und Frau Lessle-Rauter ihre Abschiedsworte sprachen, tauchte ein kleines Eichhörnchen auf. Es tummelte sich ganz frech zwischen den Gräbern, trank Wasser aus den umherstehenden Grabschalen und traute sich sehr nah an Bruder Klaus heran. Es war niedlich anzusehen und lenkte einige der Trauernden vom eigentlichen Geschehen ab. Irgendwann hatte es wohl genug und verschwand auf einem

Baum. Wir folgten wieder den Worten von Frau Lessle-Rauter.

Bruder Klaus hatte ein kleines Säckchen mit Getreidekörnern dabei. Anstatt Erde auf den Sarg zu werfen, wie es üblich ist, durfte jeder, der wollte, eine Hand voll Körner auf den Sarg werfen. Alle entschieden sich für den Samen. Für mich war es das Symbol für die Hoffnung. Aus dem Samen wird irgendwann neues Leben entstehen. Auch wenn unser Wunschkind nicht leben durfte, so hoffen wir doch, dass sich unser Wunsch irgendwann erfüllt. Heute wurde mir so richtig bewusst, wie wichtig es für mich war, Abschied nehmen zu können. Ich habe die Begegnung mit der Kirche in dieser Situation als Bereicherung für mich empfunden. Obwohl ich keine Konfession habe, hat mich niemand abgewiesen. Sollte ich noch einmal in diese Situation kommen, ich würde diesen Weg wieder gehen.

7.2 Bedeutung der Bestattung für andere verwaiste Eltern

Die Bestattung ihres Kindes ist für die meisten verwaisten Eltern von sehr großer Bedeutung. So hätten nach einer Umfrage 72% der verwaisten Mütter mit einem Verlust in den ersten 12 SSW ihr Kind gerne bestattet. Bei Müttern mit stillgeborenen Kindern liegt der Anteil über 90 %.

Alleine diese Zahlen drücken die große Bedeutung des Grabes auch für die während der Schwangerschaft verstorbenen Kinder aus. Es sollen jedoch die verwaisten Mütter auch direkt zu Wort kommen:

Es bedeutet für mich die Wahrung der Menschenwürde.

Ein offizielles kirchliches Anerkennen, dass es dieses Kind gibt und ein Ort, an dem ich immer ganz nah bei meinem Kind sein kann.

Das Grab bedeutet mir sehr viel. Ich hab einen Ort, zu dem ich jeden Tag hingehen und mich mit meiner Tochter unterhalten kann.

Am Anfang fand ich es überflüssig. Jetzt bin ich froh, dass ich weiß wo sie ist und dass sie wie ein „normaler“ lebender Mensch, der gestorben ist, behandelt wurde. Ein würdevoller Abschied.

Das Bewusstwerden seiner Existenz, eine Anerkennung seiner Würde auch in einem so frühen Stadium.

Ich hätte sie gern würdevoll bestatten lassen, anstatt sie im Klinikmüll „entsorgen“ zu lassen. Ich hätte einen Ort gehabt, an dem ich ihnen hätte nahe sein können und ich hätte gewusst, wo sie sind.

Es war ein Abschluss und ein sichtbares Zeichen, dass die Kinder existiert haben. Für mich liegt der Sinn des Todes des zweiten Kindes darin, dass mit dem Grab nun auch ein Platz für das erste Kind besteht (der Grabstein trägt beide Namen, wir haben symbolisch für das erste Kind einen Teddy mit in den Sarg des zweiten Kindes gegeben, der Seelsorger hat in der Beerdigungszeremonie auch an unser erstes Kind erinnert).

In diesen Zitaten kommt auch zum Ausdruck, dass die Bedeutung des Grabes mitunter erst später begriffen wird. Daher ist es wichtig, die Chance der Bestattung auch dann wahrzunehmen, wenn man den Sinn und die Bedeutung noch nicht so echt erfassen kann.

7.3 Probleme bei der Bestattung fehlgeborener Kinder

Totgeborene Kinder (=500 Gramm) müssen bestattet werden, fehlgeborene Kinder (<500 Gramm) können bestattet werden.

So ist die allgemeine Rechtslage in Deutschland.

In Bayer n sollte es mit der Bestattung fehlgeborener Kinder keine Probleme geben, denn in Bayern steht unter Strafe, wer eine Bestattung verhindert oder zu verhindern versucht. Dies gilt auch für die Bestattung eines fehlgeborenen Kindes.

Es kann Ihnen durch Unwissenheit oder falsche Informationen verschiedener Stellen oder Personen passieren, dass mit nachvollziehbaren wie auch mit aus der Luft gegriffenen Behauptungen versucht wird, Ihnen die Bestattung Ihres fehlgeborenen Kindes zu verweigern. Dieses Kapitel soll Ihnen Hilfestellung dabei geben, Ihrem

Wunsch um Bestattung Ihres fehlgeborenen Kindes nachzukommen. Hierzu einige Beispiele der Fehlinformation und dafür geeignete Entgegnungen:

Probleme mit Arzt und Klinik

a) ***Sie haben keinen Anspruch auf das Kind.***

Dies ist eine ein aus der Luft gegriffene Schutzbehauptung. Sie ist durch kein Gesetz und keine Vorschrift gestützt. Sie als Eltern(teil) sind und bleiben die Verfügungsberechtigten. Der Arzt bzw. die Klinik besitzt nur Verwahrungsrecht. Diesen Unterschied stellt das Bayerische Bestattungsrecht (Artikel 6 Absatz 3) in aller Deutlichkeit heraus.

b) ***Die Herausgabe eines fehlgeborenen Kindes ist verboten.***

Dies ist eine ähnliche Schutzbehauptung. Es steht in den Bestattungsgesetzen nur, dass ein fehlgeborenes Kind „hygienisch einwandfrei und dem sittlichen Empfinden entsprechend zu beseitigen" ist. Es steht in keinem Bestattungsrecht der Länder ein Verbot, den Eltern das fehlgeborene Kind zur Bestattung auszuhändigen.

c) ***Leichen dürfen nur einem Bestatter ausgehändigt werden.***

Diese Aussage stimmt. Eine Leiche ist jedoch ein Mensch, der als Lebendgeburt geboren wurde und danach starb oder der tot geboren wurde und mindestens 500 Gramm wiegt. Stillgeborene Kinder mit weniger als 500 Gramm sind im juristischen Sinne keine Leichen. Daher kann Ihnen Ihr fehlgeborenes Kind bedenkenlos mitgegeben werden.

d) ***Von einem Kind ist da nichts zu erkennen.***

Wenn Ihnen Ihr totes Kind in den ersten SSW ausgeschabt wurde, dann ist dies sachlich richtig. Für Sie ist und bleibt es trotzdem Ihr Kind. Verkohlte Leichen aus einem Autowrack haben auch wenig Menschliches an sich und werden trotzdem bestattet. Sollte der Streit daran entbrennen, ob es als *Kind* oder *Gewebe* bezeichnet werden soll, so können Sie zwar in der Wahl der Begriffe nachgeben, beharren Sie aber weiterhin darauf, dass Sie das Ihnen entfernte Gewebe beisetzen wollen.

e) ***Sie dürfen Ihr totes Kind nicht mit nach Hause nehmen.***

Diese Aussage ist falsch. In den meisten Bundesländern dürfen Leichen bis zu 36 Stunden Zuhause aufgebahrt werden (siehe Kapitel 5). Auf entsprechenden Antrag kann diese Frist auch verlängert werden. Leichen sind alle stillgeborenen Kinder mit einem Gewicht von mindestens 500 Gramm. Sie müssen von einem Bestatter transportiert werden. Wiegt Ihr totes Kind weniger als 500 Gramm, so spricht kein Gesetz dagegen, dass Sie es persönlich mit nach Hause nehmen.

Probleme mit Friedhöfen

f) ***Fehlgeborene Kinder dürfen nicht bestattet werden.***

Diese Aussage ist falsch. Es gibt in Deutschland kein Bestattungsrecht, das die Bestattung von fehlgeborenen Kindern ausschließt (siehe Kapitel 5). Entgegnen Sie, dass Sie darüber andere Informationen haben und dass Ihnen dieses genannte Verbot vorgelegt werden solle.

Dieses Verbot kann nur in der Friedhofsordnung begründet sein. Diese lässt sich jedoch ändern, wenn man sich an die zuständige Stelle oder Person wendet. Vorübergehend lässt sich das mit einer Ausnahmeregelung klären. Langfristig könnten Sie sich mit dieser Tatsache an die Presse wenden, wenn die Friedhofsordnung nicht abgeändert wird.

g) ***Bei uns werden nur Leichen bestattet.***

Im juristischen Sinne ist ein fehlgeborenes Kind keine Leiche.

Daher werden Sie es mit dieser Ablehnung schwer haben. Ich schlage Ihnen folgenden Weg vor:

1. Sie können darum bitten, bei der Bestattung anwesend sein zu dürfen.

2. Sie können Ihre Bitte dem Leiter des Friedhofs vortragen.

3. Sie können dem verantwortlichen Träger (Bürgermeister bei kommunalem, Pfarrer bei kirchlichem Friedhof) Ihre Bitte vortragen.

4. Sie können sich an die örtliche Presse wenden und das Verhalten Ihrer Friedhofsverwaltung öffentlich machen.

h) ***Bei uns werden nur lebende Kinder bestattet.***

Dies war wohl ein freudscher Versprecher, kam jedoch tatsächlich vor. Sie können den Versprecher aufgreifen und entgegnen, dass Ihres Wissens keine Lebenden, sondern immer nur Tote bestattet werden. Sie kommen nun mit Ihrem toten Kind. Ansonsten können Sie nach den unter Punkt g) genannten Schritten vorgehen.

i) ***Wir haben dafür keinen Platz.***

In Bayer n sind die Friedhofsverwaltungen per Bestattungsgesetz dazu verpflichtet, ausreichend Plätze für die Bestattung bereitzustellen. Wenn Sie in einem der übrigen Bundesländer wohnen und kein bestehendes Grab auf diesem Friedhof besitzen, in dem Sie Ihr fehlgeborenes Kind bestatten können, besteht für Sie nur noch die Möglichkeit, nach den unter Punkt g) genannten Schritten zu verfahren.

j) ***Wir haben so etwas noch nie gemacht.***

Das mag sachlich richtig sein, aber das muss nicht bis in alle Ewigkeit so bleiben. Bieten Sie dieser Friedhofsverwaltung die Bestattung Ihres fehlgeborenen Kindes als Beginn einer neuen Ära für den Friedhof an, den dieser werbewirksam vermarkten kann. Es steht einer Friedhofsverwaltung besser an, wenn in der Presse erscheint, dass sie die Bestattung von fehlgeborenen Kindern gestattet, als wenn sie diese verweigert.

k) ***So etwas machen wir nicht.***

War um machen sie das nicht? Wenn Sie mit Argumenten hier nicht weiterkommen, so bleiben Ihnen nur die unter Punkt g) genannten Schritte.

l) ***Sie dürfen bei der Bestattung nicht anwesend sein.***

Nach einer 2003 in Deutschland durchgeführten Umfrage unter Friedhofsverwaltungen dürfen bei 17 %der Friedhöfe die Eltern bei der Bestattung ihres fehlgeborenen Kindes nicht anwesend sein. Wenn Sie auf solch einen Friedhof stoßen, dann haben Sie wenig Möglichkeiten, Ihrem Bedürfnis nachzukommen. Ich empfehle Ihnen daher, wie bei den unter Punkt g) genannten Schritten vorzugehen.

Hinweis:

Wenn Sie Probleme mit der Bestattung Ihres fehlgeborenen Kindes haben, bin ich sehr daran interessiert. Sie können Ihre Erlebnisse auf der Internetseite www.kindergrab.de in eine eigens dafür eingerichtete Datenbank eintragen. Die Ergebnisse werden entsprechenden Gremien vorgelegt, um den Istzustand in Bezug auf die Bestattung von fehlgeborenen Kindern aufzuzeigen.

7.4 Ihre Möglichkeiten der Vorbereitung

Sie haben die Möglichkeit, die Bestattung Ihres toten Kindes nach Ihren Wünschen und Bedürfnissen vorzubereiten. Sie sollten hiervon Gebrauch machen. Es kann Ihnen in Ihrem Trauerprozess hilfreich sein. Wählen Sie von den hier angebotenen Hinweisen die Ihnen passenden aus oder nehmen sie diese auch für eigene Ideen. Fragen Sie sich, was Ihnen wichtig ist, was Ihnen gut tun würde, was Sie gerne für Ihr Kind tun wollen. Stellen Sie sich diese Fragen und handeln Sie danach.

Auswahl der Texte

Wählen Sie sich für die Trauerfeier und die Bestattung die Texte aus, die Ihnen hierzu passend erscheinen. Im Internet gibt es auf verschiedenen Seiten zahlreiche Texte, die andere verwaiste Eltern getröstet haben.

Eigene Texte

Sie haben auch die Möglichkeit, selbst Texte zu verfassen. Dies kann ein Gedicht an Ihr totes Kind sein, oder auch Ihre guten Wünsche für Ihr Kind, die Sie als Fürbitten formulieren.

Sie müssen diese Texte nicht selbst vorlesen. Dies können Freunde oder Verwandte tun. Auch der Seelsorger oder die Seelsorgerin übernimmt dies gerne für Sie. Wenn es Ihnen jedoch ein Bedürfnis ist, diese persönlichen Worte selbst vorzulesen, so lassen Sie sich davon nicht abhalten, auch wenn Sie beim Vorlesen in Tränen ausbrechen sollten. Die Anwesenden werden die Situation verstehen.

Gestaltung der Trauerfeier und der Bestattung mit den Zuständigen besprechen

Darüber, wie Sie sich die Trauerfeier und die Bestattung Ihres toten Kindes wünschen, sollten Sie auf jeden Fall einige Tage vor dem Termin mit den jeweils zuständigen Personen sprechen. Dies kann der Seelsorger oder die Seelsorgerin sein, aber auch der Bestatter, die Friedhofsverwaltung, die Musiker oder auch mehrere dieser Personen.

Wie Trauerfeier und Bestattung gestaltet werden können, lesen Sie in den beiden folgenden Kapiteln.

Sarg gestalten

Sie können den Sarg für Ihr totes Kind selbst anfertigen. Hierzu sind einige Bestimmungen zu beachten:

- Der Sarg muss aus verrottbarem Material sein. Meist wird hierfür Holz (keine Spanplatten) oder Pappe verwendet.
- Der Sarg darf keine gesundheitsschädlichen Chemikalien enthalten. Farben und Beizmittel enthalten diese oft.
- Der Sarg muss groß genug sein, um Ihr Kind aufzunehmen, aber klein genug, um in das Grab zu passen.
- Sollten Sie hierzu genauere Fragen haben, so wenden Sie sich an Ihren Bestatter.

Grabbeilage

Schon die ältesten Gräber weisen Grabbeilagen auf. Sie können auch Ihrem Kind etwas mit in den Sarg geben. Dies kann ein kleines Geschenk an Ihr Kind sein, ein Bild, ein Brief ...

Bei Sammelbestattungen, wie sie in einigen Orten Deutschlands inzwischen für fehlgeborene Kinder angeboten werden, ist eine Beigabe in den Sarg schlecht möglich. Sie können jedoch diese Gabe bei der Bestattung mit in das Grab legen.

Auswahl der Trauergäste

Sie haben die Möglichkeit, zur Trauerfeier und Bestattung Ihres toten Kindes Ihnen wichtige Personen einzuladen.

7.5 Rituale für die Trauerfeier

Für die Gestaltung der Trauerfeier gibt es verschiedene Rituale. Für sie alle gilt:

Wenn ein Ritual nicht allgemein verstanden wird und schwer erklärbar ist, sollte es nicht verwendet werden.

Die hier vorgestellten Rituale sind zum Teil allgemein christliche Rituale, aber auch selbst entwickelte. Alleine dies zeigt auf, dass der Kreativität und Phantasie auch hier keine Grenzen gesetzt sind. Unter Berücksichtigung des oben genannten Grundsatzes können Sie auch eigene Rituale entwickeln.

Segnung

Wie schon in der Klinik, so kann Ihr Kind bei einer Trauerfeier nochmals eine Segnung erfahren. In der katholischen Kirche erfolgt dies durch das Beten eines Segensgebetes und anschließendem Besprengen mit dem Weihwasser. Die evangelische Kirche kennt hierfür nur das Segensgebet.

Mit dem Segen wird Ihrem toten Kind von Gott her Gutes zugesprochen. Dies beinhaltet in dieser Situation zumeist, dass Gott Ihr Kind aufnehmen und behüten möge bis Sie es nach Ihrem Tode für immer sehen können.

Seifenblasen

Besonders für Kinder sind Seifenblasen sehr ansprechend. Für erwachsene Trauergäste können Seifenblasen ein gutes Hilfsmittel sein, um Ihre Situation aufzuzeigen: Sie haben voller freudiger Erwartung auf die Geburt Ihres Kindes zugelebt. Sie haben sich die Zukunft wie diese Seifenblasen in den schillerndsten Farben vorgestellt, und dann . . . . Peng. Der Traum ist zerplatzt wie eine Seifenblase. – Dies kann der Seelsorger bzw. die Seelsorgerin in die Ansprache aufnehmen.

Rose

Eine Rose drückt in hervorragender Weise den Dualismus zwischen Schönheit und Schmerz aus. Die Blüte kann Ihre Freude auf Ihr Kind zum Ausdruck bringen, die Stacheln hingegen den Schmerz und die Trauer, die Sie nun erleben. Dies kann in der Ansprache anhand einer Rose aufgezeigt werden.

Es besteht auch die Möglichkeit, allen Trauergästen zu Beginn der Ansprache oder zu Beginn der Trauerfeier eine Rose auszuteilen. Damit haben alle Anwesenden die Möglichkeit, anhand der Rose in ihren Händen den Worten des Predigers nachzuspüren. Sie können den Duft der Blüte riechen und den Schmerz der Stacheln fühlen. – Das Problem ist hierbei, dass Sie wissen sollten, wie viele Trauergäste in etwa anwesend sein werden, damit auch wirklich jeder von ihnen eine Rose erhält.

Insbesondere wenn die Bestattung unmittelbar auf die Trauerfeier folgt, macht es Sinn, allen Trauergästen eine Rose austeilen zu lassen. Somit besteht die Möglichkeit, dass das Thema „Rose“ sich wie ein roter Faden von der Trauerfeier bis zum Begräbnis zieht.

Kerze – Teelicht

Licht ist ein ungemein mächtiges Symbol. Wärme ist eine andere Erscheinungsform von Licht. Während wir Licht mit den Augen wahrnehmen, spüren wir Wärme mit der ganzen Hautoberfläche.

Ohne Licht und Wärme gäbe es kein Leben auf der Erde.

Die Bibel nennt uns Jesus als das „Licht der Welt“. Ein Grund für diesen Titel ist die Auferstehung Jesu und damit auch ein Hinweis auf unsere Auferstehung.

Kreis

In unseren Trauerfeiern für die Sammelbestattung bilden wir zum Abschluss mit allen Anwesenden einen großen Kreis um den Sarg mit den fehlgeborenen Kindern. Wir nehmen damit ganz bewusst die toten Kinder in unsere Mitte. Als Zeichen unserer Verbundenheit eichen wir uns einander die Hände und beten gemeinsam das Vater-unser-Gebet.

Dieses In-die-Mitte-nehmen des toten Kindes kann Verschiedenes ausdrücken: Ihr totes Kind ist noch ein letztes Mal in dieser Weise unter uns Lebenden. Wir nehmen es bewusst ein letztes Mal in unsere Mitte auf, um es dann für immer zu verabschieden.

Vorsicht!

Eine Gefahr bei der Benutzung der Rituale besteht: Wenn zu viele der Rituale in einer Trauerfeier oder Bestattung verwendet werden, so wirkt das einzelne nicht mehr so stark. Es geht in der Überfülle verloren. Es sollte daher der Einsatz mehrerer Rituale wohl überlegt werden. Mitunter können Rituale auch miteinander kombiniert werden.

7.6 Gestaltungsmöglichkeiten der Bestattung

Wie bei der Trauerfeier, so haben Sie auch bei der Bestattung Ihres toten Kindes die Möglichkeit der Mitgestaltung.

Luftballone steigen lassen

Bei der Bestattung Ihres toten Kindes Luftballone steigen lassen, erfordert einige Vorbereitung. Es kann jedoch inhaltlich gestaltet werden. So können zum Beispiel von den Anwesenden die Wünsche für Ihr verstorbenes Kind auf kleine Kärtchen geschrieben werden, die dann an die Luftballone gebunden oder geklebt werden. Das Aufsteigen der Luftballone bringt zum Ausdruck, dass diese guten Wünsche zu Gott gebracht werden.

Nachteil: Bei Regenwetter steigen die Luftballone schlecht, da sie durch die an ihnen haftenden Regentropfen schwer werden.

Samenkörner ins Grab streuen

Wenngleich es kein christlicher Ritus ist, so ist das Bild vom Weizenkorn, das in die Erde fällt, in der Bibel enthalten (Joh 12, 24).

Samenkörner gleichen kleinen Steinen. Nichts deutet darauf hin, dass Leben in ihnen steckt. Unsere Erfahrung ist, dass ein Samenkorn treibt, wenn es in die Erde gelegt und gegossen wird.

So können diese Samenkörner ein Zeichen dafür sein, dass der tote Körper Ihres Kindes zwar hier in die Erde gelegt wird, dass es jedoch bei Gott weiterlebt. Dort werden Sie einst mit Ihrem Kind untrennbar vereint werden.

Blütenblätter ins Grab streuen

Blütenblätter ins Grab zu streuen, kann alleine aufgrund der Zartheit und Farbenkraft der Blütenblätter das Gemüt der Trauernden heben.

Die Blütenblätter sollen das verstorbene Kind sanft zudecken. Gleichsam auf Blütenblättern gebettet übergeben die Trauernden das tote Kind Gott. Möge er auch so zart und behutsam mit ihm umgehen und ihm alle Liebe schenken, die die Eltern ihrem Kind gerne selbst gegeben hätten.

Grab selbst zuschaufeln

Dieser letzte Liebesdienst für Ihr totes Kind muss zuvor mit der Friedhofsverwaltung besprochen werden, damit Schaufeln bereitgestellt werden.

Besonders für den verwaisten Vater kann das Zuschaufeln des offenen Grabes eine große Hilfe im Trauerprozess werden. Durch die körperliche Arbeit kann er verschiedene Anspannungen und Gefühle (Wut, Trauer . . .) regelrecht abarbeiten.

8 Ihr Leben gestalten

8.1 Selbsthilfegruppen (SHG)

Selbsthilfegruppen (SHG) sind eine sehr wichtige Anlaufstation, wenn das eigene Kind gestorben ist. Hier erhalten verwaiste Eltern vielfältige Unterstützung:

- durch deren eigene Betroffenheit viel Verständnis
- durch deren Erlebnisse die Sicherheit, dass die Reaktionen normal sind
- durch deren gegangenen Weg durch die Trauer Anregungen und Hilfen
- durch deren Rückkehr ins Leben die Hoffnung, es auch selbst zu schaffen
- durch Gemeinschaft Stärke, auch in der Durchsetzung wichtiger Ziele (z. B. Kindergrab)

Um zu erfahren, wo in Ihrer Nähe eine SHG existiert, wenden Sie sich bitte an eine der beiden Dachorganisationen. Diese werden Ihnen entsprechende Auskunft geben. Leider gibt es noch keine im Internet öffentlich zugängliche Liste der örtlichen SHG.

Ich bemühe mich jedoch darum, dass dies bald Wirklichkeit wird.

Der Schwerpunkt der beiden großen deutschen Dachverbände liegt im Unterschied des Todeszeitpunktes des Kindes. Grob kann hierzu Folgendes gesagt werden:

Sollte Ihr Kind vor, während oder kurz nach der Geburt verstorben sein, dann sind Sie richtig bei: **Initiative-Regenbogen e. V.**

Sollte Ihr Kind nach der Geburt verstorben sein, dann sind Sie richtig bei: **Verwaiste Eltern e. V.**

Von diesen beiden Dachverbänden werden Sie weiteres Material erhalten, sowie auch Unterstützung beim Suchen oder Aufbauen einer Selbsthilfegruppe.

Gründung einer örtlichen SHG

Sollte es in Ihrer Nähe keine örtliche SHG geben, so könnte in Ihnen der Wunsch aufkommen, selbst eine zu gründen. Hierbei haben Sie sich zu entscheiden, welchem der beiden Dachverbände Sie sich anschließen wollen: „Initiative-Regenbogen e. V." oder „Verwaiste Eltern e. V." Beide Dachverbände werden Sie bei der Gründung einer Ortsgruppe durch entsprechende Informationen unterstützen.

Sollten Sie nicht den Wunsch haben, sich einem Dachverband anzuschließen, so können Sie für die Gründung einer örtlichen SHG auch wichtige Informationen von der „Deutschen Arbeitsgemeinschaft Selbsthilfegruppen e. V." erhalten.

Sollten Sie SHG kritisch gegenüberstehen, so lassen Sie sich von dem Faltblatt „Selbsthilfegruppen – Reden und Handeln" von NAKOS aufzeigen, wie Selbsthilfegruppen wirken. Dort heißt es:

„Die Gruppe hebt die Isolation der Einzelnen auf und stärkt dadurch das Selbstvertrauen und die Solidarität. Durch die Regelmäßigkeit der Treffen entsteht ein stützender Zusammenhalt, der Verständnis und Trost gibt und Mut macht zu neuer Aktivität und verändertem Verhalten.

Im Gespräch erfährt jede/r nicht nur seine eigene Situation neu, sondern auch die der anderen Teilnehmer/innen. Jede/r kann vertrauensvoll am Leid und an den Sorgen anderer Anteil nehmen, weil man sie selbst gut kennt. Jede/r ist auch Vorbild für Problembewältigung. Denn trotz Krankheit, Behinderung oder seelische Konflikte verfügt jede/r über Bewältigungsmuster, die im Alltag verwendet werden, oft ohne sie überhaupt bewusst zu merken. Die SHG macht solche konstruktiven Fähigkeiten bewusst und fördert ihre Entfaltung. Da die Selbsthilfekräfte bei allen anders sind, verfügt die Gruppe über unterschiedliche Modelle, mit Schwierigkeiten und Problemen fertig zu werden.

Das Geschehen in einer Selbsthilfegruppe ist ein Prozess zunehmender Selbstentwicklung."

Greifen Sie dieses Handlungspotential in sich auf, aber bewahren Sie die Gruppenabende als Erfahrungsaustausch. Dies ist insbesondere für die Neuen wichtig. Denken Sie immer daran, wie froh Sie am Anfang waren, dass da jemand war, der Ähnliches erlebt hatte, der Ihnen zugehört hat und der Sie verstand. Dies sollte für die Neuen nicht verloren gehen.

Einige Vorüberlegungen in Tipps zur Gründung einer SHG:

- Welches Ziel soll die SHG haben? Wie wollen Sie dieses Ziel erreichen?
- Wollen Sie eine gemischte Gruppe, ober lieber eine reine Frauen- bzw. Männergruppe? - Jede Form hat seine Vor- und seine Nachteile.
- Wie erfahren die Betroffenen von der neuen SHG? - Aktuell könnten die Medien über die Gründung berichten. Über die Jahre könnten Kliniken, Frauenärzte und Hebammen die Betroffenen sogleich beim Verlust informieren. Hierbei wäre ein Flyer hilfreich.
- Wo wollen Sie sich treffen? - In einer Gaststätte wird man durch Bestellungen immer wieder gestört. Privat Zuhause schaffen Abhängigkeiten. Ein neutraler Raum (Kirchengemeinde oder pol. Gemeinde) ist sinnvoll.

Wenn Sie beim Versuch, neue Mitglieder für die SHG zu finden, Ihre Telefonnummer bekannt geben, kann es Ihnen passieren, dass Betroffene bei Ihnen anrufen und Sie mit ihrer Geschichte überschütten. Sie dürfen dann gerne unterbrechen, sollten jedoch auch dabei freundlich bleiben, etwa so: „Es tut mir leid, aber ich möchte Sie unterbrechen. Ich bin selbst auch Betroffene und daher selbst belastet. Ich möchte die Gruppe gründen, damit wir einen Rahmen haben, in dem wir uns austauschen können. Ich will es jedoch nicht jetzt und hier am Telefon machen. Nennen Sie mir Ihre Telefonnummer, damit ich Sie zurückrufen kann, um Ihnen Ort und Termin des ersten Treffens mitteilen zu können."

Eine Leiterin der Abende ist nicht zwingend notwendig. Es macht jedoch Sinn, dass ein Gruppenmitglied den Abend moderiert, d.h. auf Struktur und Zeit achtet. Daneben können weitere Punkte wichtig werden. Er/Sie sollte darauf achten, ...

- dass jede(r) zu Wort kommt.
- dass niemand bedrängt wird.
- dass Dauerredner zurückgehalten werden.
- dass man beim Thema bleibt.

Jedes Gruppenmitglied sollte während der Sitzung darauf achten, wie es ihm geht. Besonders wichtig ist es, dass Sie sich zu Wort melden, wenn es Ihnen nicht gut geht. Dabei sollten Sie von sich sprechen (Ich-Sätze) und die Sache benennen, keine Person angreifen.

Für die Treffen der SHG sollte es die drei klassischen Phasen einer Begegnung geben:

- Eingangs-, Begrüßungs- bzw. Kennenlern-Runde – Jede(r) sollte kurz etwas über sich und seinen momentanen Zustand sagen (Wie fühle ich mich im Augenblick? Bin ich ängstlich, bedrückt, unsicher, traurig, angespannt, neugierig, hoffnungsvoll, ...).
- Arbeitsphase
- Schlussrunde – Jede(r) sollte die Möglichkeit haben, ein bis 3 Sätze zum Abend zu sagen, damit niemand mit Belastendem nach Hause geht. „Reste" nur benennen, nicht kommentieren oder diskutieren.

Einige Grundregeln für einen Gruppenabend:

- Für Eingangs-, Begrüßungs- bzw. Kennenlern-Runde und Schlussrunde sollte unbedingt gelten, dass nur zugehört wird. Es sollten dabei Fragen gestellt oder Beiträge kommentiert werden. Mag das Bedürfnis hierzu auch noch so groß sein.
- Bei allen Beiträgen sollte jede(r) selbst darauf achten, dass er/sie nur das sagt, was er/sie sagen will.
- Es sollte niemand gedrängt werden, etwas zu sagen, was er/sie nicht sagen will.
- Es sollte jede(r) die Möglichkeit haben zu Wort zu kommen.
- Es sollte jede(r) die Möglichkeit haben auch nichts zu sagen.

Ein besonderes Problemfeld bei Gruppentreffen sind Gesprächspausen. Manchmal erfolgen sie auf eindeutige Situationen hin, z.B. auf eine sehr betroffenmachende Erzählung der eigenen Geschichte. Oft ist die Situation nicht eindeutig. Dann kann das Schweigen viele Gründe haben:

- Ich kann dem Gesagten nur zustimmen.
- Mir geht es bei dem Gehörten gut.
- Ich fühle mich bei dem Gehörten wohl.
- Ich traue mich nicht, etwas zu sagen.
- Ich bin so hilflos, so sprachlos.
- Gleich muss ich losheulen.
- Ich bin voller Wut, will aber niemanden verletzen.
- Ich stehe kurz vor der Explosion.

Manchmal macht es Sinn, einen Gesprächspause auszuhalten. Damit kann das Gehörte wirklich verinnerlicht werden. Hierbei ist es wichtig, dass jede(r) in Eigenverantwortung für sich und die Gruppe darauf achtet, dass es sich selbst und den anderen möglichst gut geht.

Ein Moderator bzw. eine Moderatorin kann nach einer längeren Gesprächspause das Gespräch mit folgenden oder ähnlichen Worten wieder anstoßen: „Ich weiß nicht, wie es Euch ergeht. Ich bin ganz sprachlos, wenn ich das so höre.“ - „Ich habe den Eindruck, dass Spannungen entstanden sind und habe nun die Sorge, dass es zu persönlichen Angriffen oder Vorwürfen kommen könnte. Ich erinnere daher an die Regel der Ich-Botschaften. Ich habe daher die Bitte, dass wir bei den nun folgenden Beiträgen nur davon sprechen, wie es mir jetzt im Augenblick geht.“

Vor dem Auseinandergehen sollte allen Anwesenden Ort und Zeit des nächsten Treffens bekannt sein.

Gleichgültig, ob Sie sich einer Gruppe anschließen oder selbst eine gründen, Sie können nicht nur viel lernen, Sie können auch Freunde finden. Und wenn es auch nur eine einzige Person sein sollte. Es wird jemand sein, der Sie in all Ihrem Kummer versteht und dem Sie nicht erklären müssen. (Helga Käsler: Mit der Trauer leben, 153)

Sollten sich einige Gruppenmitglieder über den Erfahrungsaustausch hinaus noch engagieren, so sollten hierfür eigene Zeiten angesetzt werden. Dies kann auch vor oder nach einem regelmäßigen Treffen erfolgen. Im o. g. Beispiel kann es bedeuten, dass zwei oder drei Frauen sich zu einer Arbeitsgruppe zusammenschließen, um mit dem Kreißsaal der Klinik Kontakt aufzunehmen und dort bei einem Treffen der Hebammen ihre Erfahrungen und vor allem ihre Wünsche für die Zukunft anzubringen. Es wäre gut, wenn diesen Termin nicht nur eine verwaiste Mutter wahrnimmt, sondern mehrere. Dies vermittelt ihnen Stärke und Sicherheit, die sie besonders beim ersten T reffen benötigen.

Finanzierung der SHG

„Geld alleine macht nicht glücklich,
aber es ist ein schönes Gefühl, davon ausreichend zu haben."

In Zeiten, wie der augenblicklichen, in der Sparen auf allen Ebenen angesagt ist, ist es schwer, an Geld zu kommen. Trotzdem gibt es Möglichkeiten, zumindest einen Zuschuss für die einen Unkosten zu erhalten. Einige SHG finanzieren sich aus den Beiträgen der Gruppenabende. Für Spenden ist es notwendig, ein eingetragener Verein zu sein. Wer diesen Schritt (noch) nicht machen will, dem steht die Möglichkeit offen, von Sponsoren geholfen zu bekommen. Eine oft unbekannte Möglichkeit ist es, als SHG an Krankenkassen heranzutreten. Diese sind gesetzlich verpflichtet, SHG zu fördern, „die sich die Prävention oder die Rehabilitation von bestimmten Krankheiten zum Ziel gesetzt haben" (Zitat aus einem Brief der AOK).

Hierzu ist ein entsprechender Fragebogen auszufüllen, anhand dessen geprüft wird, ob Sie finanzielle Unterstützung erhalten können.

Fragen Sie daher bei den Krankenkassen nach, welche Bedingungen Sie erfüllen müssen, damit Sie in den Genuss dieser Gelder kommen. In einigen größeren Städten haben sich die Krankenkassen hierzu eigens zusammengeschlossen, um SHG effektiver zu unterstützen.

8.2 Gravierende Erlebnisse vergessen?

Ein Kind zu verlieren ist ein gravierendes Erlebnis. Das Wort *gravierend* stammt aus dem Lateinischen und bedeutet *ins Gewicht fallend, schwerwiegend.* Die Gravitation (Schwerkraft, Anziehungskraft) leitet sich auch davon ab. In der deutschen Sprache sagen wir daher auch belastend.

Ein Kind zu verlieren ist belastend. Daran tragen die Eltern schwer. Der Tod des Kindes ist für sie zur Belastung geworden. Es belastet ihr Leben.

Wenn ein hartes Material ein weicheres Material schwer belastet, gibt das weichere Material nach, verformt sich. Zurück bleibt eine Gravierung.

Ein Kind zu verlieren graviert die betroffenen Menschen. Der Verlust des Kindes schneidet sich tief in ihre Seele und die Erinnerung ein. Es ist das einschneidenste Erlebnis ihres ganzen Lebens. Kaum ein anderes Erlebnis hinterlässt solch tiefe Spuren.

„Vergiss es!", „Denk nicht mehr daran!" oder ähnliche Sätze zielen darauf hin, dass das Ereignis vergessen werden soll. Da der Tod eines Kindes ein gravierendes Erlebnis ist, ist es unvergesslich.

Die Bemühung, den Tod des Kindes zu vergessen,
kommt dem Versuch gleich,
mit einem Poliertuch die Prägung einer Münze wegwischen zu wollen.

Um nicht immer diesen Schmerz verspüren, versuchen einige Menschen, dieses Erlebnis zu vergessen. Sie bemühen sich mit ganz unterschiedlichen Mittel und Wege darum. Die einen versuchen es mit Alkohol oder anderen Suchtmitteln. Andere versuchen es zu verdrängen, vor allem durch Arbeit. Dritte probieren es durch Verdrängung oder sonst einen Weg. Keiner von ihnen erreicht sein angestrebtes Ziel.

Keinem dieser Menschen ist klar, was für ein unerreichbares Ziel sie damit ansteuern. Ich benutze hierzu das Bild einer Gravur, einem in Stein, Holz, Metall oder einem anderen Material eingeschnittene oder eingefräste Darstellung. Um diese zu entfernen, muss Material abgetragen werden. Zuerst verschwinden die kleinen Vertiefungen, dann die größeren, erst zuletzt sind auch die tiefsten Stellen entfernt. Zurück bleibt eine blanke

Oberfläche, ohne jede Vertiefung.

Dass dies beim Menschen auch möglich ist, lernte ich in der Psychiatrie kennen. Ein Alkoholiker hatte soweit seinen Verstand versoffen, dass er noch nicht mal mehr seine Frau und seine Kinder erkannte, ja er bestritt, überhaupt verheiratet zu sein. Ein anderer Alkoholiker antwortete auf die Frage, wo er denn seit. Seine Antwort war: „Im Bärenkeller." Dies war sein Stammlokal. Ihm war selbst nach jahrelangem Aufenthalt auf geschlossener Station der Psychiatrie nicht bewusst geworden, dass er nun nicht mehr in seiner Stammkneipe ist.

Ich finde, dass dieser Preis eindeutig zu hoch ist, den man beim Erreichen dieses Zieles zu zahlen hat. Auf diese Art und Weise wird der ganze Mensch ausgelöscht. Etwas Neues lässt sich durch die enormen Schädigung des Gehirns nicht mehr aufbauen. Man verbleibt für den Rest seines Lebens in geschlossenen Stationen, zumindest in einer Pflegeeinrichtung.

einzige sinnvolle Möglichkeit

Die einzige sinnvolle Möglichkeit, mit dem Verlust eines Kindes umzugehen ist, ihn in seinem Leben zu integriere, ihm einen Platz zuweisen, es zu akzeptieren, dass er zum eigenen Leben gehört.

Dabei kann man ihm sogar eine Bedeutung geben, einen Sinn. Dies ist jedoch meist erst nach Monaten oder Jahren möglich.

8.3 Leben in dieser Gesellschaft

Das Leben als verwaiste Eltern in unserer Gesellschaft ist nicht immer einfach. Die Möglichkeit des frühen Kindstodes ist kaum bekannt. Über stillgeborene Kinder liegt mehr Stillschweigen als über sonst einem Thema. Die Medien sind auch kaum daran interessiert. Damit lassen sich keine Auflagenzahlen steigern und keine Einschaltquoten heben.

In genau dieser Gesellschaft haben Sie als verwaiste Eltern zu leben. Sie können diese Gesellschaft nur so nehmen, wie sie ist und versuchen, so gut als möglich in ihr zu leben.

Das Leben dieser Gesellschaft geht weiter. Sie können Monate und Jahre in tiefer Trauer verharren. Das Leben wird nicht mit Ihnen anhalten. Wie ein unaufhaltsamer Zug fährt das Leben fort.

Für sich können Sie anhalten und aussteigen, um zu trauern, aber das Leben geht weiter. Sie können traurig zusehen, wie das Leben an Ihnen vorbeizieht. Sie können jedoch wieder auf diesen Zug aufspringen, der „Leben" heißt, und mit ihm fahren. Sie brauchen keine Angst zu haben, dass Sie dadurch Ihr Kind ein zweites Mal verlieren oder dass Sie es deswegen vergessen. Keine Macht der Welt kann Ihnen Ihr Kind nochmals nehmen. An jedem Ort und jederzeit können Sie Ihr verstorbenes Kind zu sich rufen. Probieren Sie es aus.

Das Leben in unserer Gesellschaft wirft für Sie als verwaiste Eltern eine Reihe von Fragen auf, die Sie sich sonst nicht stellen würden. Auf einige dieser Fragen sei hier hingewiesen:

Anzahl der Kinder

„Wie viele Kinder haben Sie?" Dieser Frage werden Sie immer wieder begegnen. Sie haben grundsätzlich zwei Möglichkeiten, damit umzugehen. Sie können Ihr totes Kind in die Zählung einbeziehen oder außen vor lassen. Jede der beiden Möglichkeiten hat ihre Vor- und Nachteile. Um Ihnen die Wahl Ihrer Entscheidung zu erleichtern, stelle ich Ihnen diese beiden Möglichkeiten vor:

- Verschweigen Ihres toten Kindes.

  Das Verschweigen Ihres toten Kindes ist der einfachere Weg. Sie spielen damit der Umwelt eine heile Welt vor. Sie muss sich nicht mit der Tatsache des Kindstodes (vor der) Geburt beschäftigen.

Nachteil dieser Entscheidung ist, dass die Gesellschaft damit nichts von der Häufigkeit des frühen Kindstodes erfährt und damit auch nicht lernt, angemessen damit umzugehen.

- Einbeziehung Ihres toten Kindes.

  Das Einbeziehen Ihres toten Kindes ist der schwierigere Weg. Sie müssen sich damit auf die unterschiedlichsten Reaktionen der Menschen einstellen. Der große Vorteil dieser Entscheidung liegt darin, dass die Gesellschaft stärker mit dem Thema Stillgeburt in Berührung kommt und damit eine Möglichkeit hat, langfristig immer besser damit umzugehen. Sie haben damit auch die Chance, dass Sie einen Menschen treffen, der Verständnis für Sie und Ihre Situation hat.

  Der Nachteil dieser Entscheidung liegt darin, dass in den seltensten Fällen diese Reaktion vorausgesehen werden kann. Es kommt die gesamte Bandbreite zwischen Anteilnahme über Entsetzen und Schweigen bis zum Ignorieren vor. Die Schwierigkeit für Sie ist, mit dieser unberechenbaren Reaktion gut umgehen zu können. Sie sollten dann nicht enttäuscht sein, wenn zum Beispiel Ihre frühere Schulfreundin, die Sie nach vielen Jahren wieder treffen, hier keine Anteilnahme zeigt.

Gut finde ich, wenn Sie eine Kompetenz entwickeln, mit der Sie in der jeweiligen Situation individuell entscheiden. So machen Sie zum Beispiel Falschangaben, wenn Sie bei amtlichen Papieren Ihr fehlgeborenes Kind (weniger als 500 Gramm) mit angeben. Für den Staat hat Ihr fehlgeborenes Kind nie existiert.

Damit würden Sie eine Falschaussage machen und sich damit unter Umständen strafbar.

Im Falle des Verschweigens gegenüber anderen Menschen kann es Ihnen jedoch so ergehen, wie dieser verwaisten Mutter:

Ich antwortete einer Frau, der ich im Stadtpark begegnet bin, dass ich zwei Kinder hätte, Nils und Sonja. Sofort sagte Nils: „Wir sind aber zu dritt. Jens ist jedoch schon früh gestorben." Damit erinnerte mich Nils daran, dass ich drei Kinder geboren hatte.

Kinderlose Eltern

Wenn Sie kein lebendes Kind haben, was antworten Sie auf die Frage nach der Anzahl Ihrer Kinder? Sind Sie Mutter? Sind Sie Vater? Amtlich sind Sie das nur, wenn Ihr stillgeborenes Kind mindestens 500 Gramm gewogen hat. Was sagen Sie jedoch im Bekannten- und Freundeskreis?

Nach dem allgemeinen Verständnis unserer Gesellschaft gehört zu Eltern auch zumindest ein Kind. Ohne Kind sind Sie „nur" ein Paar. Hierbei muss für die Gesellschaft das Kind vorzeigbar sein. Wenn es nicht sichtbar ist, dann existiert dieses Kind für die Gesellschaft nicht. Das macht es den verwaisten Müttern schwer, sich als Mutter zu fühlen:

Als Mutter wird man in der Gesellschaft nur anerkannt, wenn man ein LEBENDES Kind hat.
Vor allem meine Schwiegermutter redete es mir ein, in ihren Augen war es kein Kind, was da in meinem Bauch war, also konnte ich ja wohl auch keine Mutter sein! (15. SSW)
Ich durfte meine Muttergefühle ja nicht ausleben und habe sie strikt unterdrückt. (36. SSW)
Es ist alles so unwirklich gewesen – so als ob es nie existiert hätte – es wurde von allen totgeschwiegen.

Fühlen Sie sich trotzdem als Mutter? Diese Frage stellte ich bei einer Umfrage unter verwaisten Müttern. Die meisten Frauen gaben an, dass sie sich als Mutter fühlen, auch wenn das Kind schon in den ersten SSW verstorben ist. Für sie zählte nicht die Dauer der Schwangerschaft, sondern die Tatsache, schwanger zu sein. Sie setzten Schwangerschaft mit Mutterschaft und damit mit Mutter gleich:

Ich dachte, wenn ich es nicht schaffe, ein Kind lebend zur Welt zu bringen, dann bin ich auch keine Mutter. Erst der Kontakt mit anderen Betroffenen hat das Gefühl umgekehrt.

Ich bin auch die Mutter meiner fehlgeborenen Kinder.

Für mich selbst fühle ich mich so, anderen gegenüber scheue ich mich, dies zu äußern. Ich fühle mich als Mutter, weil ich den kleinen Embryo bereits als Mensch, als unser Kind empfand, mich auf das Baby freute, unsere Zukunft ausschmückte und eine innige Beziehung zu dem Ungeborenen aufbaute.

Ich habe all die Liebe und Fürsorge in mir, die jede Mutter hat, kann sie aber leider nicht ausleben. Auch ich habe ja mein Baby zur Welt gebracht, wie andere Mütter auch.

Ich habe meine Tochter normal entbunden, sogar die Muttermilch ist trotz Medikamenten eingeschossen. Unser Kind ist im Stammbuch mit seinem Namen eingetragen.

Seit Beginn der SS fühlt man sich durch die Veränderungen des Körpers als Mutter, baut eine enge Bindung zum Kind auf, spürt die Kindesbewegungen. Nach dem zweiten Kind habe ich mich noch mehr als Mutter gefühlt, weil unser Sohn auf natürlichem Wege zur Welt kam; beim ersten Kind war es eine Ausschabung.

Ich fühlte mich sofort als Mutter als ich die SS bemerkte. Ich handelte ab diesem Tag wie eine Mutter. Irgendwie war das so. Auch wenn mein Kind nicht bei mir ist, ist es mein Kind, also bin ich auch die Mutter dieses Kindes.

Mein Kind war ein richtiger Mensch (schon 8 cm groß).

Ich habe meinen Sohn 6 Monate unter meinem Herzen getragen ihn ganz normal entbunden, ich liebe ihn und er wird in unserer Familie immer der Erstgeborene sein.

Es spricht somit nichts dagegen, wenn Sie sich als (bisher) kinderloses Ehepaar als Eltern fühlen. Sie liegen damit voll im Trend anderer verwaister Eltern. Unterdrücken oder verleugnen Sie daher nicht Ihre Muttergefühle.

Viele verwaiste Eltern erfahren einen Wechsel im Freundes und Bekanntenkreis. Leider gibt es einige unter ihnen, die mit der neuen Lebenssituation von verwaisten Eltern nicht oder schlecht umgehen können. Sie ziehen sich zurück. Damit müssen Sie auch in Ihrem Freundes- und Bekanntenkreis rechnen.

Sie hatten kein Verständnis dafür, dass es mir nicht gut geht.

Fühlte mich von ihnen vollkommen alleine gelassen und unverstanden.

Den Kontakt komplett abgebrochen haben wir nicht, nur die Bedeutung der Freundschaft ist eine andere, weniger intensiv.

Konnten es nicht verstehen, warum ich trauere und dass dieses Kind gelebt hat.

Sie setzten uns unter Druck, weil wir nicht ausgelassen waren.

Damit mache es keinen Spaß, mit uns etwas zu unternehmen.

Ich wurde in der schwersten Zeit meines Lebens alleine gelassen.

Erste Kontaktversuche unserer Freunde erfolgten erst nach vielen Wochen, in der Hoffnung, es sei wieder alles „wie vorher".

Für sie gab es dieses Kind nicht und mir ging es nicht gut.

Da wollten sie nichts mehr von mir wissen. Sie finden es übertrieben, dass ich an mein Kind denke und mich als Mutter bezeichne.

Sie waren nicht da, haben mich „angegriffen", hatten kein Verständnis, meinten, ich solle von der neuen Schwangerschaft doch nix erzählen, bevor ich sicher bin, damit ich nicht wieder alle mit einem toten Kind belaste.

Liebgewonnene Freunde zu verlieren, ist schmerzlich. In gewissem Maße können Sie dem entgegenwirken, indem Sie Ihre Freunde einladen, ihnen Bilder – ggf. auch die Ultraschallbilder – Ihres Kindes zeigen. Damit bekommen Ihre Freunde einen ersten Bezug zu Ihrem verstorbenen Kind und können auch besser verstehen, dass Sie so sehr trauern. Im zweiten Schritt sollten Sie dann Ihre Wünsche an Ihre Freunde formulieren, was Sie sich von ihnen erwarten. Sie können Sie auch auf die Internetseite www.stillgeburt.de hinweisen. Dort sind auch wertvolle Hilfen für Freunde und Angehörige verwaister Eltern zu finden.

Mit aller Mühe lassen sich einige Menschen auch damit nicht erreichen. Diese Menschen muss man ziehen lassen, d. h. diese Beziehung auf eine andere Ebene stellen oder gar einschlafen lassen.

Dies kann auch ein gewisser Selbstschutz für Sie sein.

8.4 Wenn dir das Leben eine Zitrone reicht

> Wenn dir das Leben eine Zitrone reicht,
> versuche Limonade daraus zu machen.
> (Dale Carnegie)

Dieser zur Lebensweisheit gewordene Satz passt auf viele Situationen. Es mag Ihnen auf den ersten Blick verrückt erscheinen. Wie soll aus dem Tod Ihres Kindes etwas Gutes werden? Wie es andere verwaiste Mütter gemacht haben, das sei hier kurz aufgeführt:

Barbara Künzer-Riebel

Barbara Künzer-Riebel ist ihr Kind kurz nach der Geburt verstorben. Sie kämpfte sich durch Verzweiflung, das Unverständnis der Umgebung und Partnerschaftskrisen und die Angst während einer neuen Schwangerschaft durch. Sie fand dabei weder in den vorhandenen Büchern noch bei den professionellen Helfern wirkliche Hilfe und suchte d deshalb Gleichbetroffene. Zusammen mit diesen Frauen entdeckte sie, dass ihre Probleme mit dem Tod ihres Kindes und der Trauer ganz normal waren. Den anderen ging es ähnlich. Aus den einzelnen Brief- und Telefonkontakten entstanden mit der Zeit Gesprächskreise und Brief- und Telefonzirkel, um den betroffenen Eltern – und neu hinzugekommenen – Hilfe in dieser schweren Zeit anzubieten und wieder Mut zum Leben zu machen. Es sollte ihnen gezeigt werden, dass sie mit ihren Sorgen nicht alleine sind. Hieraus entstand die „Regenbogen-Initiative“ als Zusammenschluss von Eltern, deren Kind vor, während oder nach der Geburt gestorben ist. (Siehe: Lutz: Nur ein Hauch von Leben, S. 4.)

Alexandra Bosch

Alexandra Bosch gebar September 1994 in der 41. SSW ihr erstes Kind, ihren Sohn Maximilian. Nach wenigen Tagen starb er aufgrund eines Herzfehlers. 1998 begann Frau Bosch mit der Unterstützung der Stiftung für Bildung und Behindertenförderung mit dem Maximilianprojekt. Um Frauen und Eltern bestmögliche Hilfe und Beistand zu leisten, berät sie mit einem Psychotherapeuten, einem Frauenarzt für Pränataldiagnostik und Genetik, einem Allgemeinmediziner, einem Theologen, einem Kinderarzt, einer Hebamme und Frau Hannah Lothrop verwaiste Eltern. Im Jahr 2000 schuf Frau Bosch die Internetseite „www.maximilianprojekt.de“ als ein großes Internetforum für verwaiste Eltern und Angehörige. (Siehe: http: //www.maximilianprojekt.de/)

Lisa Schiller

Lisa Schiller verlor Mai 1997 in der 29. SSW ihre Tochter Katja. Sie gründete nach der Überwindung der ersten Trauer die Internetseite „www.totgeburt. net“ und schreibt seither Bücher für Betroffene, Angehörige und Klinikpersonal. Hierin gibt sie ihre leidvollen Erfahrungen wieder und weist darauf hin, was im Umgang mit verwaisten Eltern zu meiden ist und was für sie hilfreich ist. (Siehe: http: //www.totgeburt.net)

Und Sie – Ihr Weg? ?

Sie brauchen diese Frauen nicht zu kopieren. Diese Beispiele sollen Ihnen vielmehr aufzeigen,

a) dass es überhaupt möglich ist, dem Tod des Kindes einen Sinn zu geben, und

b) wie es andere verwaiste Mütter gemacht haben.

Wie Ihre Form aussieht, vermag ich nicht zu sagen. Ich weiß nicht, was Ihnen als menschlich verursachtes Leid schmerzlich widerfahren ist, das Sie nun beseitigen wollen. Vielleicht engagieren Sie sich auch in einem Forum und stehen mit Ihren Erfahrungen anderen verwaisten Müttern hilfreich zur Seite. Vielleicht werden Sie künstlerisch tätig und durch Ihre Art berühmt. Seien Sie einfach offen für das, was in Ihrem Innern ist und lassen Sie es Wirklichkeit werden.

> Denke daran, dass Du die Vergangenheit nicht ändern kannst.
> Aber Du kannst Dich der Gegenwart stellen
> und die Zukunft positiv beeinflussen.
> (J.-C. Student)

8.5 Die Frage nach dem Folgekind

Die meisten Frauen, deren Kind während der Schwangerschaft gestorben ist, besitzen einen ungebrochenen Kinderwunsch. Bei einigen ist er seit der Stillgeburt eher noch größer geworden. Allen gemeinsam ist die Angst, dass auch das nächste Kind während der Schwangerschaft sterben könnte.

Ärzte können häufig die Wahrscheinlichkeit der Wiederholung einer Stillgeburt ungefähr in Zahlen ausdrücken, aber sie können sie nicht absolut sicher ausschließen. Oft heißt es, dass vom medizinischen Standpunkt aus eine Wiederholung einer Stillgeburt auszuschließen ist, eine feste Zusicherung kann aber niemand geben. Auch wenn bekannt ist, was den Tod des Kindes verursacht hat und die Medizin in der Lage ist, den Tod weiterer Kinder aus diesen Gründen zu verhindern, so bleibt noch die Frage offen, ob nicht das Kind aus einem anderen Grunde stirbt.

Das Risiko einer Wiederholung einer Stillgeburt ist der Grund, weshalb viele Paare – besonders die Frauen – Angst vor einer Folgeschwangerschaft haben. Sie wollen diesen Schmerz der Trauer um ein gestorbenes Kind nicht nochmal erleben. Diese Haltung ist eine ganz natürliche Schutzreaktion. Erlittenes Leid will vermieden werden.

Die Folge dieser Haltung ist, dass keine weitere Schwangerschaft eingegangen wird. Zu den bereits geborenen Kindern kommen somit keine weiteren Kinder hinzu. So stellte man sich nicht Familie vor. Seinem Kind wollte man zumindest ein Geschwisterkind beistellen, damit es nicht als Einzelkind groß wird. Der Zahl der bereits lebenden Kindern wollte man noch weitere Kinder hinzufügen. Der Entschluss, kein weiteres Risiko einer Stillgeburt einzugehen, bedeutet die Aufgabe dieser Vorstellung.

Wenn kein lebendes Kind vorhanden ist, bedeutet dies Kinderlosigkeit. Dies ist auch in unseren Tagen für viele Frauen ein schweres Leid. Häufig geraten diese Frauen in eine tiefe Sinn- und Lebenskrise. Sie sehen sich nicht als vollwertige Frau. Sie erleben sich als Versagerin, das Einfachste und Natürlichste der Welt nicht hinzubekommen, Kinder zu gebären. Nach mehreren Stillgeburten oder fehlendem Mut, sich auf eine neue Schwangerschaft einzulassen, müssen sie schmerzlich den Wunsch nach eigenen Kindern aufgeben.

Immer wieder wird nach dem Tod eines Kindes die Frage gestellt, ob man sich auf eine neue Schwangerschaft einlassen könne. Die Angst vor einem erneuten Tod eines Kindes ist groß. Doch ohne dem Wagnis einer neuen Schwangerschaft besteht keine Chance auf ein (weiteres) lebendes Kind. Frauen fühlen sich hier häufig ein einem Wechselbad der Gefühle. Auf der einen Seite ist die Sehnsucht nach einem (weiteren) lebenden Kind. Auf der anderen Seite steht einem die Angst vor dem Tod dieses Kindes drohend vor Augen. Von Sehnsucht und Angst hin und her gerissen können sich viele Frauen nicht so recht entscheiden. Das Schwierige daran ist, dass es hierfür kein allgemeines Rezept gibt. Vielleicht noch dieses:

> Wägen Sie immer wieder Sehnsucht und Angst gegeneinander ab.

Ist Ihre Angst größer, warten Sie noch mit der Folgeschwangerschaft.
Ist Ihre Sehnsucht größer, lassen Sie sich auf die Folgeschwangerschaft ein.

Nur Sie können diese Abwägung vornehmen. Daher können nur Sie sich selbst diese Antworten geben. Niemand kann für Sie diese Entscheidung treffen. Auch wenn Sie sagen, dass das Schicksal entscheiden soll und sie nicht mehr verhüten, so haben Sie damit im Grunde schon die Entscheidung für ein Kind getroffen. Sie sind damit bereit, sich auf eine Folgeschwangerschaft einzulassen.

Der richtige Zeitpunkt für eine Folgeschwangerschaft ist auch immer wieder Thema. Die Bandbreite der Ratschläge reichen von „Werd gleich wieder schwanger." bis zu „Arbeite erst mal deine Trauer auf." Hinzu kommt, dass die biologische Uhr unaufhaltsam tickt und mit zunehmendem Alter eine Schwangerschaft immer mehr zu einer Risikoschwangerschaft wird.

So schnell als möglich wieder schwanger werden zu wollen, kann Sie sehr unter Erfolgsdruck setzen. Damit tun Sie sich nichts Gutes. Wenn Sie jedoch noch vor dem errechneten Geburtstermin (ET) erneut schwanger werden und diese Schwangerschaft zu einem lebenden Kind führt, kann Ihnen dies in Ihrer Trauerarbeit eine wertvolle Stütze werden. Sie können sich dann immer sagen: Wenn das erste Kind nicht gestorben wäre, könnten Sie nicht dieses zweite Kind haben. Wurde es doch in der Zeit der Schwangerschaft des ersten Kindes gezeugt. Sie hätten nie beide Kinder haben können, sondern nur eines von ihnen. Es gibt Frauen, denen diese frühe Folgeschwangerschaft eine große Hilfe für ihre Trauerarbeit war.

Auf der anderen Seite steht die zu leistende Trauerarbeit, die weitestgehend abgearbeitet werden sollte, um für das Folgekind emotional frei zu sein. Da die Trauer um ein verstorbenes Kind nie endet, kann es ein sehr langer Weg werden, bis man wieder für ein neues Kind offen ist.

Welcher Weg für Sie der richtige ist, können nur Sie sagen. Fühlen Sie hierzu in sich hinein. Versuchen Sie sich mal gedanklich auf den einen Weg, mal auf den anderen Weg einzulassen. Was fühlt sich für Sie besser an? Was ist für Sie stimmiger? Dies kann eine wertvolle Hilfe für Sie sein.

Da wir Menschen sehr unterschiedlich sind, kann es nicht Ziel dieses Buches sein, wie Sie sich entscheiden. Vielmehr soll es anhand von Eckdaten aufzeigen, was anderen verwaisten Eltern geholfen hat. Ihnen sollen diese Angaben wie Leuchttürme Orientierungshilfen beim schweren Seegang Ihres Lebens sein.

Abschließend soll auf das geflügelte Wort hingewiesen werden, das auch hier, bei der Frage um eine Folgeschwangerschaft, sehr zutreffend ist:

Wer nicht wagt, der nicht gewinnt.

Sollte die Folgeschwangerschaft zu einem lebenden Kind führen – was ich Ihnen von ganzem Herzen wünsche – ist die Freude groß. Es steht dann an, diese Ihre große Freude auch mit Ihren Verwandten, Freunden und Bekannten zu teilen. Wie andere verwaiste Eltern dies getan haben, zeigt Ihnen der Anhang mit „Beispiele von Geburtsanzeigen". Darin kommt immer wieder bei aller Freude deutlich zum Ausdruck, dass das verstorbene Kind nicht vergessen ist. Es gehört mit zur Familie. Ihren Verwandten, Freunden und Bekannten sollte dies ein Zeichen dafür sein, dass Sie auch nach der Geburt dieses Folgekindes auf Ihr verstorbenes Kind angesprochen werden möchten. Dieses lebende Folgekind löst die Trauer um das verstorbene Kind nicht auf. Es stellt nur Leben neben den Tod, löscht ihn jedoch nicht aus.

8.6 Trotzdem ein Leben in Freude

Nicht allen Paaren ist es trotz fortschrittlichster Medizin möglich, ein eigenes Kind zu haben. Dies muss als

Tatsache anerkannt werden, so hart es für die Betroffenen ist. Hier kann wirklich nur das sogenannte „Gelassenheitsgebet“ weiterhelfen:

Lieber Gott, schenke mir die Geduld zu tragen,
was ich nicht ändern kann.
Lieber Gott, schenke mir den Mut zu ändern,
was ich ändern kann.
Lieber Gott, schenke mir die Weisheit,
das eine vom anderen zu unterscheiden.
(Reinhold Niebuhr (1892-1971))

Auch wenn Ihnen Ihr sehnlichster Wunsch nach einem eigenen Kind nicht erfüllt werden kann, so sind Sie nicht verpflichtet, als ewige Trauerweide durch das Leben zu gehen. Sie haben die Freiheit, sich aus Ihrer Trauer zu erheben und auch ein freudvolles Leben zu führen.

Es kann ein erfülltes Leben *auch ohne erfüllte Wünsche geben.* .

Zuletzt noch zwei Zitate verwaister Mütter, in denen der positive Wandel durch den Verlust des Kindes zum Ausdruck kommt.

Meine Einstellung zum Leben hat sich grundsätzlich geändert.
Ich genieße mein Leben jetzt viel mehr als vorher, erfreue mich an den kleinsten Dingen des Lebens und wenn es nur eine große, dicke Hummel auf dem Friedhof ist. Das Leben ist jetzt viel kostbarer geworden.
Ich weiß jetzt noch mehr wie zuvor, dass ich den Partner fürs Leben habe und Freunde, die auch in der Not zu mir stehen, ebenso wie meine Familie! Darüber bin ich froh!

Ungewollte Kinderlosigkeit ist kein Grund zur Freude. Informationen und Austausch hierzu finden Sie unter: www.ohnekind.de

8.7 Kurzer Fahrplan durch die Zeit

In kurzer Auflistung sind hier die wichtigsten Punkte zusammengefasst, die anderen verwaisten Eltern in ihrer Trauer durch die Zeit geholfen haben.

Im Vorfeld

- Klären Sie ab, dass Sie nicht auf die Säuglingsstation kommen.
- Erkundigen Sie sich, ob Ihr Mann ggf. mit im Zimmer übernachten kann.
- Fragen Sie nach, ob kompetente Gesprächspartner für Sie zur Verfügung stehen.
- Wenn Sie normal entbinden: Stellen Sie sicher, dass eine Hebamme dabei sein wird.

In der Klinik

Bei Ausschabung

- Wenn Sie keine starke Blutung oder Schmerzen haben, fragen Sie ggf. den Arzt, ob Sie noch für einige Tage nach Hause gehen können, um sich emotional vom Kind zu verabschieden.

Bei Geburt

- Bitten Sie ggf. vor der Geburt um einige Tage Zeit, um sich von Ihrem Kind emotional zu verabschieden und mental auf die Geburt vorzubereiten.

- Nehmen Sie sich ausreichend Zeit, um Ihr Kind zu begrüßen, kennen zu lernen und zu verabschieden.
- Schaffen Sie ausreichend Erinnerungen an Ihr Kind (Hand- und Fußabdruck, Foto).
- Erbitten Sie einen Geburtsschein mit den wichtigsten Daten zu Ihrem Kind.
- Laden Sie alle Ihnen wichtige Personen in die Klinik ein, um das Kind kennen zu lernen.

Wieder zu Hause

- Lassen Sie Ihren Partner wissen, was Sie sich wünschen, was Sie brauchen.
- Laden Sie alle Ihnen wichtige Personen ein, um ihnen mitzuteilen, was Sie sich von ihnen in den nächsten Wochen und Monaten wünschen.
- Lassen Sie sich helfen, wenn Hilfe angeboten wird.
- Lassen Sie sich von niemandem Ihr Recht zu trauern nehmen.
- Tauschen Sie sich über Foren und/oder in SHG mit anderen Betroffenen aus. Nur sie können Sie wirklich verstehen.
- Führen Sie ggf. Tagebuch über Ihre Trauer.
- Vernachlässigen Sie nicht Ihre bereits lebenden Kinder. Diese brauchen Sie und können Sie auch sehr wirkungsvoll aus Ihrer Trauer reißen.
- Legen Sie ein Album oder eine „Schatztruhe“ an, in dem/der Sie alle Erinnerungen an Ihr Kind aufbewahren.
- Erkundigen Sie sich über Ihre Rechte (Mutterschutz, Bestattung).
- Informieren Sie sich ggf. , wo Sie professionelle Hilfe bekommen.

Trauerfeier und Bestattung

- Sprechen Sie mit den betreffenden Personen ab, was Ihre Wünsche zu Trauerfeier und Bestattung sind. Gestalten Sie mit dem mit, was Ihnen gut tut.
- Laden Sie alle Ihnen wichtigen Personen zur Trauerfeier und Bestattung ein.

Das Trauerjahr

- Lassen Sie sich von niemandem die Dauer Ihrer Trauer vorschreiben.
- Leben Sie die Trauer aus. Nehmen Sie sich zum Trauern immer wieder bewusst Zeit, aber setzen Sie Ihrer Trauer immer wieder zeitliche Grenzen.
- Lernen Sie zu akzeptieren, dass Ihr Kind tot ist und lassen Sie es los.
- Verschließen Sie sich selbst nicht der Freude und dem Lachen.
- Tun Sie sich immer wieder etwas Gutes, verwöhnen Sie sich immer wieder.
- Spüren Sie nach, was Ihre Bedürfnisse sind, und erfüllen Sie sich diese (z. B. Urlaub, Grabbesuch, Tagebuch schreiben, Spaziergänge, Handarbeiten, Hobby, kreativ sein).
- Pflegen Sie Riten, mit denen Sie an Ihr Kind denken (z. B. Kerze anzünden).
- Pflegen Sie rege Kontakte zu Menschen, die Ihnen gut tun.
- Klären Sie mit Ihrem Partner und Ihrem Arzt die Frage nach einem Folgekind.
- Der Griff nach dem Leben
- Setzen Sie sich nicht unter zeitlichen Druck, in der Trauer voranzukommen.
- Lösen Sie sich von der Sorge, dass Sie Ihr Kind vergessen könnten.
- Gönnen Sie sich immer wieder bewusst eine Freude.
- Suchen Sie bewusst Orte und Situationen auf, in denen Sie lachen müssen.

9 Anhang

9.1 Weiterführende Internetseiten

Das Internet hält eine Vielzahl von Hilfen und Informationen für verwaiste Eltern bereit. Einige Internetadressen sind hier aufgeführt:

Bundesverbände

Verlust durch Fehl- und Totgeburt

www.initiative-regenbogen.de

www.glueckloseschwangerschaft.at

www.verein-regenbogen.ch

Tod eines Kindes (nach der Geburt)

www.veid.de

Weitere Links zum Thema „Tod eines Kindes" finden Sie unter:

www.kindergrab.de sowie www.stillgeburt.de

Darunter finden Sie u.a.:

- Gruppen in Österreich und der Schweiz
- Empfehlenswerte Seiten von Betroffenen
- Verlust wegen Gendefekt
- Bundesverband Deutsche Bestatter e. V.
- Hilfe für Gründung von Selbsthilfegruppen
- Sterben, Tod und Beerdigung, einschl. Friedhöfe
- Hilfe vor und nach Schwangerschaftsabbruch
- Zentrum für trauernde Kinder

www.ohnekind.de alles rund um vorübergehende oder dauerhafte ungewollte Kinderlosigkeit.

9.2 Weitere Adressen

Deutschland

NAKOS – Nationale Kontakt- und Informationsstelle zur Anregung und Unterstützung von Selbsthilfegruppen

Albrecht-Achilles-Straße 65

10709 Berlin	030 – 891 40 19
Internet: www.nakos.de	030 – 893 40 14 Fax

E-Mail: nakos@gmx.de

Bundesministerium für Arbeit und Soziales

Bürgertelefon

Festpreis 14 Cent/Min. - abweichende/andere Preise aus den Mobilfunknetzen möglich.

Montag bis Donnerstag von 8 bis 20 Uhr

Rente:	0 18 05 / 6767-10
Unfallversicherung/Ehrenamt:	0 18 05 / 6767-11
Arbeitsmarktpolitik und – förderung:	0 18 05 / 6767-12
Arbeitsrecht:	0 18 05 / 6767-13
Teilzeit, Altersteilzeit, Minijobs:	0 18 05 / 6767-14
Infos für behinderte Menschen:	0 18 05 / 6767-15
Generationen Arbeit:	0 18 05 / 6767-18
Gehörlosen/Hörgeschädigten-Service:	
info.gehoerlos@bmas.bund.de	0 18 05 / 6767-16 Schreibtelefon
	0 18 05 / 6767-17 Fax

Gebärdentelefon / Video over IP:

gebaerdentelefon@sip.bmas.buergerservice-bund.de

Gebärdentelefon / ISDN-Bildtelefon 030 18 80 80 80 5

Schweiz

Fachstelle Fehlgeburt und perinataler Kindstod

Postfach 480

CH-3000 Bern 25 0041-31-333 33 60

E-Mail: fachstellefpk@bluewin.ch

9.3 Stiftungsurkunde für Tom Maximilian

Stiftungsurkunde

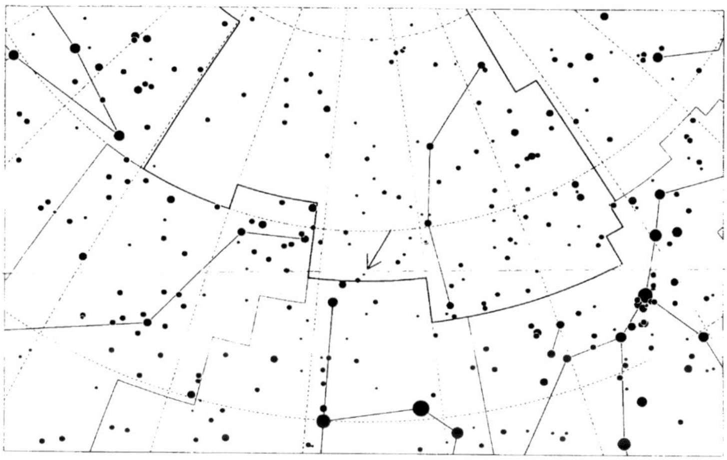

Für den Kieler Planetariumshimmel wurde der Stern mit der Nummer 1941 (Yale Bright Star Catalogue) gestiftet für

Tom Maximilian

Dieser Stern gehört zum Sternbild Giraffe (lat. Camelopardalis). Eine andere Bezeichnung für diesen Stern ist "24 Cam" nach Flamsteed.

Der Stern befindet sich an den Koordinaten RA 5h 43m 1,6s, DE 56° 35' 54,0". Er leuchtet mit einer scheinbaren Helligkeit von 6,05 und gehört zur Spektralklasse K.

Von Kiel aus ist der Stern das ganze Jahr über zu sehen.

Kiel, den 1. August 2001

Kieler Planetarium e.V.

W. Grungasse
Wilhelm Erngassen
1. Vorsitzender

Mit freundlicher Genehmigung der Eltern von Tom Maximilian.

9.4 Beispiele von Geburtsanzeigen

Lillis Geburtsanzeige

Hallo zusammen,

am 21.September um 20:02 Uhr wurde unsere Tochter Lilli geboren. Sie ist 51 cm groß und 3210 g schwer. Wir sind froh und dankbar sie gesund und munter bei uns zu haben.

Liebe empfinden wir für Dich

I ntensives Glück

L ebensfreude strahlt aus Deinem Gesicht

L achend und dankbar halten wir Dich

I n unseren Armen

Es freuen sich

Nicole und Jürgen

mit Robert und Daniel im Herzen

Peters Geburtsanzeige

Hallo zusammen,

am 23. April 2007 um 09:32 Uhr wurde unser Sohn Peter geboren. Er ist 49 cm groß und 2950g schwer. Es ist wunderbar ihn gesund und munter bei uns zu haben.

P hantastisches kleines Wunder

E rwartet voll Liebe

T iefes Glück empfinden wir

E s ist schön, dass Du da bist

R ichte Dich bei uns ein - Du bist willkommen

Wir freuen uns sehr!

Nicole & Jürgen

mit Lilli im Arm

Robert und Daniel im Herzen

9.5 Hinweis für die Zukunft

Es gibt einige wichtige Hinweise für Ihre Zukunft:

- ***Jährliches*** „Worldwide Candle Lighting“

Unter dem Motto „Worldwide Candle Lighting” (***WWCL)*** sind Menschen in aller Welt eingeladen, eine Kerze anzuzünden und sie ins Fenster zu stellen, um der verstorbenen Kinder zu gedenken, „damit ihr Licht immer strahlen wird”. So kann in unserem Innern die Vorstellung von einem Lichterband rund um die Welt entstehen. Dieses Gedenken wird in Deutschland von den „Compassionate Friends”, denen die Initiative REGENBOGEN „Glücklose Schwangerschaft” sowie die „Verwaisten Eltern” angehören, unterstützt.

Entstanden ist die Idee dazu bei den „Compassionate Friends” in USA. Seit 1998 wird von dort aus an jedem 2. Sonntag im Dezember ein „Worldwide Candle Lighting” organisiert, das von Gedenkfeiern oder Gottesdiensten begleitet wird. Nähere Informationen zur Planung gibt es im Internet unter: www.compassionatefriends.com
Erkundigen Sie sich in Ihrer Pfarrgemeinde oder Stadt, ob dieses WWCL auch bei Ihnen begangen wird. Wurde es bislang nicht begangen, so könnten Sie den Impuls dafür sein, dass es eingeführt wird.
Sollten Sie für die Veranstaltung des WWCL in Ihrer Pfarrei oder Stadt auf kein Interesse stoßen, so liegt es an Ihnen, dieses einzuführen. Kein Träger eines Friedhofs sollte etwas dagegen haben, wenn sie auf dem Friedhof das WWCL begehen. Beispiele, wie andere Gruppen es begehen, finden Sie auf der Internetseite www.stillgeburt.de Sollten Sie dabei dennoch auf Widerstände stoßen, dürfen Sie sich gerne an mich wenden.
Wenn Sie WWCL bei sich einrichten wollen, so beachten Sie folgende Hinweise:

- Beginnen Sie bereits im Sommer mit der Planung.
- Nehmen Sie Kontakt zu Seelsorgern und anderen verwaisten Eltern auf.
- Lassen Sie sich dem Träger des Friedhofs das Einverständnis für die Durchführung des WWCL geben.
- Arbeiten Sie ein Programm aus, ggf. sogar ein ganzes Heft.
- Weisen Sie einige Tage zuvor durch Medien auf WWCL hin.

Auch wenn es Arbeit macht, sie lohnt sich. Wenn erst mal eine solche Gedenkfeier durchgeführt wurde, lässt sie sich leicht jährlich wiederholen. Denken Sie immer daran: Alle Frauen, die um ein Kind trauern, werden es Ihnen danken.

- ***Meldung der Folgeschwangerschaft beim Arbeitgeber nach der 14. SSW***

  Sollten Sie weiterhin Kinderwunsch besitzen, so sollten Sie im eigenen Interesse Ihrem Arbeitgeber erst nach der 14. SSW Ihre Schwangerschaft melden.

  Grund: Frauen mit Stillgeburt unterliegen einer höheren Kündigungsrate als andere Frauen. - Als Frau mit einer Stillgeburt besitzen Sie ein größeres Risiko, dass auch die nächste Schwangerschaft nicht zu einem gesunden Kind führt.

  Über 90 % der während der Schwangerschaft verstorbenen Kinder sterben in den ersten 12 SSW. Sollte Ihr Folgekind in diesen Wochen sterben, so weiß Ihr Arbeitgeber noch nichts davon. Er musste sich nicht auf Mutterschutz und dergleichen einstellen. Sie setzen sich nicht der Gefahr einer Kündigung aus.

  Besonders in spannungsgeladenen Arbeitsverhältnissen sollten Sie im eigenen Interesse bei einer Folgeschwangerschaft Ihrem Arbeitgeber die Schwangerschaft erst nach der 14. oder gar nach der 20. SSW anmelden. Die einzige Frist, die Ihnen hierzu gegeben ist, ist der Beginn des Mutterschutzes.

9.6 In eigener Sache

Für die Aktualisierung der Angaben auf meinen Internetseiten und für weitere Auflagen dieses Buches bin ich für Rückmeldungen jeglicher Art, auch für Korrekturen und Ergänzungen, äußerst dankbar. Sie können diese richten an:

www.kindergrab.de oder www.stillgeburt.de